甘肃中医药建设丛书

甘肃省卫生和计划生育委员会 编

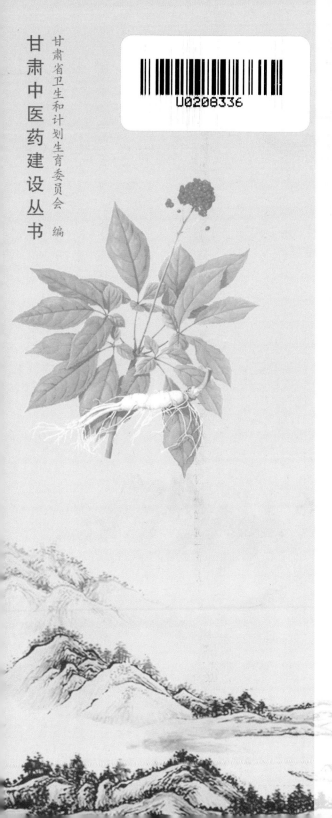

U0208336

甘肃民间单验方

第一辑

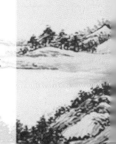

甘肃科学技术出版社

图书在版编目（CIP）数据

甘肃民间单验方. 第一辑 / 甘肃省卫生和计划生育

委员会编. -- 兰州 ： 甘肃科学技术出版社，2016.4

（2021.8重印）

（甘肃中医药建设丛书）

ISBN 978-7-5424-2319-1

Ⅰ.①甘… Ⅱ.①甘… Ⅲ.①单方（中药）－汇编 ②

验方－汇编 Ⅳ.①R289.5

中国版本图书馆CIP数据核字（2016）第086518号

甘肃民间单验方（第一辑）

甘肃省卫生和计划生育委员会　编

责任编辑　陈学祥

封面设计　黄　伟

出　　版　甘肃科学技术出版社

社　　址　兰州市读者大道568号　　730030

网　　址　www.gskejipress.com

电　　话　0931-8125103（编辑部）　0931-8773237（发行部）

京东官方旗舰店　https://mall.jd.com/index-655807.html

发　　行　甘肃科学技术出版社　　印　刷　三河市华东印刷有限公司

开　　本　710毫米×1020毫米 1/16　印　张　10.5　插　页　1　字　数　210千

版　　次　2016年5月第1版

印　　次　2021年8月第2次印刷

印　　数　2001~2750

书　　号　ISBN 978-7-5424-2319-1　定　价　48.00元

甘肃民间单验方

第一辑

编 委 会

宕昌县卫生局

西和县卫生局

定西市卫生局

民勤县卫生局

瓜州县卫生局

玉门市卫生局

目　　录

宕 昌 县

呼 吸 系 统

1.慢性支气管炎

【中医辨证】喘症(痰热壅滞,宣降失司)。

【经验方】炙麻黄 10g,浙贝 15g,杏仁 15g,瓜蒌 15g,鱼腥草 10g,云茯苓 20g,前胡 15g,甘草 6g。

【用法】水煎服,一日 1 剂,分两次服。

【献方者】刘耀杰。

2.支气管炎

【中医辨证】喘症(外感风寒,内有痰饮)。

【经验方】麻黄 6g,桂枝 10g,白芍 12g,干姜 6g,细辛 6g,五味子 6g,半夏 10g,茯苓 12g,桔红 6g,杏仁 10g,前胡 12g,厚朴 12g,冬瓜子 12g,鱼腥草 15g,甘草 6g,地龙 10g。

【用法】每日 1 剂,水煎分三次服

冲。

【献方者】刘明。

3.支气管炎

【中医辨证】冷哮。

【经验方】百芥子凝丸穴位贴敷,选穴:肺俞、心俞、膈俞,配穴:肾俞、丰隆交替进行。

【用法】穴位贴敷(三伏天)。

【献方者】杨学珍。

4.喘息性支气管炎

【中医辨证】喘症(风寒袭肺)。

【经验方】小青龙汤加减:麻黄 6g,桂枝 9g,细辛 5g,干姜 8g,五味子 10g,半夏 10g,茯苓 10g,陈皮 10g,桑白皮 10g,杏仁 10g,紫菀 10g,冬花 10g,百部 10g,甘草 5g,橘红 10g。

【用法】水煎,一日 1 剂。

【献方者】杨敬喜。

5.小儿气管炎

【中医辨证】咳嗽(风热壅肺)。

【经验方】炙麻黄 3g,桑白皮 6g,苏子 6g,茯苓 10g,石膏 15g,甘草 3g,桔梗 9g,陈皮 9g,黄芩 6g。

【用法】每日 1 剂,水煎,分三次服。

【献方者】刘治国。

6.小儿支气管炎

【中医辨证】咳嗽(痰热壅肺)。

【经验方】知母 5g,川贝母 5g,款冬花 5g,百部 5g,黄梨一块。

【用法】水煎后取药液加蜂蜜一小勺,少量多次。

【献方者】柴长生。

7.支气管哮喘 (寒喘)

【中医辨证】喘症(寒喘)。

【经验方】选穴:大椎、定喘、肺俞、合谷、丰隆、天突、风门、身柱,配核酪 2ml,黄芪 2ml,穴注,隔日一次。

【用法】针刺、穴注、艾灸。

【献方者】齐军。

8.慢性气管炎 (肺气肿)

【中医辨证】喘症(肺肾两虚)。

【经验方】麦冬 10g,五味子 10g,山萸肉 10g,紫石英 15g(先煎),熟地 10g,山药 10g,丹皮 10g,茯苓 10g,泽泻 10g,肉桂 3g,西洋参 10g,蛤蚧一对(研冲服)。

【用法】一日 1 剂,水煎分服。

【献方者】程琦。

9.慢性气管炎

【中医辨证】咳嗽(风热犯肺)。

【经验方】桔梗 12g,紫菀 12g,陈皮

9g,白前 9g,百部 12g,荆芥 9g,杏仁 10g,枇杷叶 10g,桑白皮 10g,贝母 10g,炙甘草 6g,生姜 6g。

【用法】水煎服,取 3 剂,每日 1 剂,一日 2 次。

【献方者】沈学春。

10.肺心病

【中医辨证】喘症(心肺两虚、阳虚水泛)。

【经验方】葶苈大枣泻肺汤加味。炒葶苈子 30g,大枣 10 枚,瓜蒌壳 15g,杏仁 10g,前胡 10g,厚朴 10g,贝母 10g,射干 6g,人参 10g,麦冬 10g,桔梗 10g,枳壳 10g,白茅根 30g,炙甘草 9g,炙麻黄 6g。

【用法】温水煎服,一日 3 次。

【献方者】李吉全。

11.肺炎

【中医辨证】喘症(邪热入肺,肺气上逆)。

【经验方】参叶 10g,赤芍 10g,车前草 15g,桑皮 10g,黄芩 10g,川贝 10g。

注:参叶为草药组子七叶,此方药都是自采当地药。

【用法】汤剂煎服,一日 3 次。

【献方者】王普。

12.肺炎

【中医辨证】喘症(热邪壅肺,肺失肃降之)。

【经验方】麻黄 15g,杏仁 10g,甘草 6g,石膏 30g。

【用法】水煎服,一日 3 次。

【献方者】刘备忠。

13.肺炎

【中医辨证】喘症(热邪壅肺)。

【经验方】薄荷 15g,七叶一枝花 10g。

【用法】水煎服。

【献方者】仇汉各。

14.肺结核

【中医辨证】肺痨(肺阴虚)。

【经验方】白芨 15g,黄连 10g,知母 10g,贝母 6g,天冬 20g。

【用法】水煎服,每日 2 次。

【献方者】袁柜栋。

消化系统

15.膈肌痉挛

【中医辨证】呃逆(胃寒上逆)。

【经验方】丁香 10g,柿蒂 15g,生姜 10g,吴茱萸 6g,代赭石 15g(先煎),法半夏 10g,旋复花(包煎)10g。

【用法】水煎服,每日 1 剂,分两次服。

【献方者】杜培俊。

16.胃炎

【中医辨证】胃脘痛(虚寒)。

【经验方】人参 10g,炙黄芪 15g,白术 12g,干姜 12g,厚朴 10g,枳壳 10g,元胡 10g,川楝子 15g,炙甘草 6g。

【用法】水煎服,每日 1 剂,分两次服。

17.慢性胃炎

【中医辨证】胃脘痛(胃阴不足)。

【经验方】沙参 15g,生地 15g,麦冬 12g,枸杞 15g,太子参 15g,焦山楂 30g,乌梅 15g,鸡内金 12g,木香 6g,甘草 6g。

【用法】水煎服,一日 2 次。

【献方者】马仁贤。

18.消化性溃疡、胃炎

【中医辨证】胃脘痛(肝郁胃热型)。

【经验方】柴胡 10g,黄芩 10g,百合 15g,丹参 15g,乌药 10g,川楝子 10g,郁金 10g,三七粉 4g(分冲服)。

【用法】一日 1 剂,水煎服。

【献方者】程琦。

19.慢性胃炎

【中医辨证】胃脘痛(肝气犯胃)。

【经验方】柴胡 10g,白芍 15g,香附 10g,青皮 10g,麸炒枳壳 10g,川芎 10g,郁金 12g,元胡(醋炙)12g,川楝子 10g,陈皮(醋炒)10g,山楂 10g,麦芽 10g,神曲 10g,鸡内金 10g,谷芽 10g,炙甘草 6g。

【用法】水煎服,取 7 剂,每日 1 剂,一日 2 次。

【献方者】沈学春。

20.慢性胃炎

【中医辨证】胃脘痛(寒邪犯胃)。

【经验方】干姜 10g,茴香 10g,川楝子 10g。

【用法】水煎服,一日 1 剂。

【献方者】赵国彦。

21.胃炎、胃痛

【中医辨证】胃脘痛(瘀阻胃络)。

【经验方】蒲公英 30g,生白芍 10g,生甘草 6g,红花 10g,陈皮 10g,川贝 12g。

【用法】水煎服,每日 1 剂,10 日 1 疗程。

【献方者】赵国彦。

22.慢性胃炎

【中医辨证】胃脘痛(脾胃虚寒)。

【经验方】黑附片(先煎)6g,桂枝 10g,白术 15g,厚朴 15g,制元胡 10g,白芍 15g,红花 10g,粟壳 6g,焦三仙各 20g,木香 6g,砂仁(后下)6g,炙甘草 6g。

【用法】水煎服,一日 1 剂,两次服完。

【献方者】刘耀杰。

23.慢性胃炎

【中医辨证】胃脘痛(瘀阻胃络)。

【经验方】香附子,元胡,破故脂,莪术,姜半夏各等份。

【用法】各等份,共细末,每次服 6g。

【献方者】袁柜栋。

24.胃炎

【中医辨证】胃脘痛(胃热炽盛)。

【经验方】法半夏 10g,干姜 6g,黄芩 10g,黄连 3g,枳实 10g,白芍 15g,柴胡 10g,瓜蒌 15g,丹参 12g,蒲公英 18g,山楂 10g,甘草 6g,白芷 10g,木香 10g。

【用法】每日 1 剂,水煎分三次服冲。

【献方者】冲刘明。

25.胃肠炎

【中医辨证】泻泄(脾虚)。

【经验方】石榴皮 15g,煨诃子 15g,焦山楂 15g,炒扁豆 10g,盐炒猪苓 15g,炒白术 10g,白茯苓 10g,升麻 10g,甘草 10g,大枣 6 枚。

【用法】水煎饭后半小时服,一日 3 次。

【献方者】刘祛病。

26.慢性萎缩性胃炎

【中医辨证】胃脘痛(脾胃虚寒)。

【经验方】党参 12g,白术 10g,茯苓 15g,清半夏 12g,木香 6g,砂仁 8g,厚朴 10g,干姜 10g,川芎 10g,丁香 5g,炙甘草

5g。水煎服，一日 1 剂,分三次服用,肝郁甚者加香附 10g、台乌 10g :食滞不化加焦三仙各 15g。

【用法】10 剂为 1 疗程。

【献方者】包雁仲。

27.萎缩性胃炎

【中医辨证】胃脘痛(脾胃虚寒)。

【经验方】海螵蛸 30g,象贝母 15g,煅瓦楞 10g,三七粉 10g(冲服),焦白术 10g,白芨 10g,草红花 5g,藕节 10g,大枣 5 枚。

【用法】水煎服,一日 1 剂。

【献方者】苗玉性。

28.胃下垂

【中医辨证】胃脘痛(中气不足,脾虚下陷)。

【经验方】黄芪 60g,菟丝子 30g,白术 20g,人参 12g,白芍 10g,茯苓 12g,柴胡 10g, 羌活 10g, 生姜 10g, 防风 10g,甘草 6g,大枣 3 枚。

【用法】每日 1 剂,水煎 2 次,取汁约 300ml,分 3~5 次口服。

【献方者】石永录。

29.急性胃炎

【中医辨证】胃脘痛(寒凝气滞)。

【经验方】五灵脂,元胡(炒),莪术(火煨),良姜(炒),当归各等份。

【用法】上药各等份,研末冲服,每次 3g,一日 3 次。

【献方者】李贵宝。

30.慢性肠炎

【中医辨证】泄泻(脾肾阳虚)。

【经验方】人参 12g,焦白术 15g,茯苓 12g,补骨脂 12g,煨豆蔻 12g,吴茱萸 6g,五味子 10g,诃子 12g,益智仁 15g,炒山药 15g,莲子 12g,炒苡仁 15g,炙甘草 6g。

【用法】水煎服,每日 1 剂,分两次温服。

【献方者】杜培俊。

31.慢性肠炎

【中医辨证】泻泄(脾肾阳虚)。

【经验方】补骨脂 15g,吴茱萸 15g,五味子 15g,肉桂 10g,党参 12g,炒山药 10g,焦白术 10g,木香 6g,砂仁 10g,炒薏仁 15g。

【用法】水煎服,一日 1 剂,分三次服。

【献方者】谢斌。

32.痢疾

【中医辨证】泻泄(脾虚湿阻,热蕴血瘀)。

【经验方】人参 10g,白术 15g,陈皮 10g,地榆 15g,仙鹤草 20g,山药 15g,苡米仁 20g, 茯苓 10g, 葛根 15g, 秦皮 12g,椿根皮 15g,黄芩 10g,黄连 6g,甘草 6g。

【用法】水煎 200ml,温服。

【献方者】张和平。

33.小儿肠炎

【中医辨证】婴幼儿泄泻（脾肾两虚）。

【经验方】人参 8g,炒白术 8g,茯苓 10g,五味子 6g,诃子（煨）6g,炒山药 10g,砂仁 6g,木香 6g,枳实 8g,厚朴 8g,制附子 3g,干姜 6g,车前子（包煎）8g,炙甘草 6g。

【用法】水煎服,每次 10~20ml,每日 3 次,禁食油腻、生冷。

【献方者】马玉麒。

34.慢性肠炎

【中医辨证】泄泻（脾胃虚寒）。

【经验方】小茴香,吴茱萸,肉桂,丁香,附子,苦荞麦面。

【用法】上药共研为细末,用苦荞面和匀为饼,贴脐艾灸七壮。

【献方者】张玉忠。

35.消化不良

【中医辨证】小儿腹泻。

【经验方】白胡椒 5g,川芎 5g,肉桂 5g,香附 5g,小茴香 5g,白术 5g,吴茱萸 3g,干姜 5g,藿香 5g 研末醋拌敷脐部。

【用法】研末醋拌,敷脐部。

【献方者】陈昌荣。

36.上消化道溃疡

【中医辨证】胃脘痛（木郁土虚）。

【经验方】柴芍香砂六君子汤加味：

柴胡 10g, 白芍 10g, 人参 10g, 白术 10g,茯苓 10g,甘草 6g,木香 6g,砂仁 8g。加味:佛手 8g,川栋子 12 个,乌贼骨 15g,川黄连 6g,吴茱萸 3g。

【用法】每日 1 剂,水煎,分早中晚三次饭后服,忌生冷辛辣。

【献方者】祁建忠。

37.十二指肠溃疡

【中医辨证】胃脘痛（脾胃虚寒）。

【经验方】生黄芪 30g,白芍 20g,桂枝 10g,炙甘草 10g,吴茱萸 10g,高良姜 10g,香附 12g 元胡 10g,党参 15g,白术 10g。

【用法】水煎服,一日 1 剂。

【献方者】荔志军。

38.慢性结肠炎

【中医辨证】痢疾（湿热蕴脾）。

【经验方】酒黄连 6g,木香 10g,焦栀子 8g,木通 4g,黄芩 6g,生山楂 12g,焦山楂 12g 乌梅 6g,红糖 20g。

【用法】水煎服,2 天。

【献方者】马三清。

39.病毒性肠炎

【中医辨证】泄泻（脾虚湿盛）。

【经验方】分水神丹加味:苍白术各 10~15g,车前子 6~12g,葛根 8~10g,赤石脂 10~20g。

【用法】水煎服或保留灌肠。

【献方者】杨敬喜。

40.肠炎

【中医辨证】泄泻(热毒炽盛)。

【经验方】白头翁 23g,黄芩 10g,黄连 10g,秦皮 15g,槟榔 10g,木香 9g,黄柏炭 10g,地榆炭 10g,甘草 6g。

【用法】水煎服,一日 3 次。

【献方者】袁克俊。

41.胃及十二指肠球部溃疡

【中医辨证】胃脘痛(肝胃不和,肝郁化热)。

【经验方】没药(麸炒)50g,海螵蛸 55g,元胡 50g,枯矾 30g。

【用法】共研细末,每次 2g,一日 3 次,一般 15~30 天为 1 疗程。

【献方者】代清玉。

42.慢性胰腺炎、胆囊炎

【中医辨证】胃脘痛(肝气瘀阻)。

【经验方】柴胡 10g,白芍 15g,枳实 10g,香附 6g,川芎 10g,丹参 10g,广木香 6g, 草蔻 3g, 蒲公英 15g, 败酱草 15g,川椒 6g,干姜 6g,甘草 6g。

注:若胆囊炎上方去川椒、干姜,加金钱草 30g。

【用法】水煎服,每日 1 剂。

【献方者】谢辉。

43.慢性胆囊炎

【中医辨证】胁痛(肝气郁结)。

【经验方】柴胡 10g,枳壳 10g,香附(醋炙)10g,元胡(捣碎)15g,白芍 15g,赤芍 10g,金钱草 30g,枳实 10g,茯苓 12g,当归 10g,青皮 10g,郁金 12g,甘草 6g。

【用法】冷水浸泡 30 分钟,水煎服,30 分钟,每次 200ml,一日 3 次,饭后 1 小时服。

【献方者】马玉麒。

44.老人便秘

【中医辨证】便秘(气阴两虚型)。

【经验方】黄芪 30g,银花 20g,威灵仙 20g,白芍 20g,麻仁 20g,厚朴 6g,当归 20g,酒大黄 6g。

【用法】水煎服,一日 2 次。

【献方者】马仁贤。

45.习惯性便秘

【中医辨证】便秘。

【经验方】生蜂蜜 50g,冷酸菜 1 碗。

【用法】早晚各服 1 次。

【献方者】杨学珍。

46.阑尾炎

【中医辨证】肠痈。

【经验方】白芷 10g,贝母 10g,僵蚕 10g,大黄 6g。

【用法】上药一剂水煎服,一日 3 次。

【献方者】李贵宝。

47.阑尾炎

【中医辨证】肠痈

【经验方】枳壳(炒)10g,连翘9g,金银花8g,蒲公英6g,陈皮6g,青皮6g,老红苍30g,白花蛇舌草30g,乳香6g,甘草6g。

【用法】水煎服,一日3次。

【献方者】袁克俊。

48.膈肌痉挛

【中医辨证】呃逆。

【经验方】法半夏10g,黄芩10g,黄连10g,干姜6g,甘草6g,大枣3枚,代赭石30g,柿蒂10g。

【用法】一日1剂,水煎服,每次100ml,3剂为1疗程。

【献方者】段正华。

49.胃溃疡

【中医辨证】胃脘痛(脾胃虚寒)。

【经验方】黄芪15g,桂枝10g,生姜10g,炙甘草6g,乌贼骨15g,浙贝母(捣)10g,元胡(醋炒)10g,川楝子6g,白芨10g,三七6g。

【用法】水煎服,一日1剂。

【献方者】宋义清。

50.胃溃疡

【中医辨证】胃脘痛(瘀阻胃络)。

【经验方】海螵蛸15g,珍珠母(或石决明)(先煎)10g,元胡10g,乳、没药各5g,当归10g,大芸15g,杜仲(炒)10g,枳壳10g,厚朴6g。此方治疗胃溃疡、十二指肠溃疡等多人。

【用法】研面每服9g,日服3次,饭前服。

【献方者】王普。

51.胃下垂

【中医辨证】胃脘痛(中气不足)。

【经验方】单味苍术。

【用法】土炒后研细末,每次10g,一日2次,饭前服。

【献方者】李吉全。

52.幽门梗阻

【中医辨证】噎膈(瘀血阻膈)。

【经验方】丁香6g,姜半夏20g,代赭石30g,生姜10g,枳实10g,酒大黄12g,升麻6g,当归12g,桃仁12g。加减:脾胃虚加人参10g,白术10g,寒虚加附片10g,桂枝10g,热盛伤及阴便秘加生地15g,玄参15g,梗阻严重者加大黄15g,海藻15g,炮山甲10g,韭菜汁10g。

【用法】水煎服,每日服3次。

【献方者】刘高海。

53.小儿消化不良

【中医辨证】积滞(温胃散寒,化痰止呕)。

【经验方】麦芽15g,竹茹2g,橘红5g,丁香1g,大枣1枚。

【用法】每剂煎2次,多次少量,每半匙。

【献方者】刘高海。

心脑血管系统

54.高血压

【中医辨证】眩晕（阴虚阳亢）。

【经验方】夏枯草 30g，海藻 30g，地龙 12g，生赭石（先煎）15g，生地 20g，川牛膝 20g，生牡蛎（先煎）20g，龙骨 30g，丹参 12g，柏子仁 10g，菊花 10g，石决明（先煎）15g，白芍 12g，龟板 15g。

【用法】水煎服，一日 3 次。

【献方者】赵龙生。

55.高血压

【中医辨证】眩晕（肝阳上亢）。

【经验方】黄芩 12g，生牡蛎 9g，夏枯草 15g，生杜仲 6g，生白芍 9g，代赭石（先煎）3g，杭菊花 3g，石决明（先煎）6g。

【用法】水煎服，一日服完。

【献方者】袁柜栋。

56.高血压

【中医辨证】眩晕（肝阳上亢）。

【经验方】①天麻 15g，钩藤 15g，石决明（先煎）12g，桑寄生 10g，黄芩 10g，牛膝 12g，杜仲 10g，夜交藤 10g，生龙牡各 30g，甘草 6g。②耳尖放血疗法：1 次/隔日，平肝潜阳。

【用法】水煎服，一日 1 剂。

【献方者】荔志军。

57.高血压

【中医辨证】眩晕（肝郁气滞，肝阳上亢）。

【经验方】夏枯草 30g，地龙 20g，石决明（先煎）15g，杭菊花 20g，钩丁（后下）15g，黄柏 15g，醋柴胡 6g，生甘草 6g。

【用法】每日 1 剂，一日 3 次，水煎服。

【献方者】李吉全。

58.脑血栓后遗症

【中医辨证】中风（中经络）。

【经验方】风池，曲池，内关，足三里，三阴交。头针：双侧运动区，感觉区。配穴：上肢瘫+肩髃透极泉、颔骨。下肢瘫+环跳，委中，三阳交、阳陵泉透阴陵泉。面瘫+颊车透地仓、合谷。语涩+廉泉（颔骨长期）迟缓型宜针灸并用。拘挛型宜单刺不灸，用泻法，10 次 1 疗程，留针 30min，15min 捻针 1 次。

【献方者】牛俊明。

59.冠心病

【中医辨证】胸痹（气滞血瘀）。

【经验方】当归 12g，生地 12g，桃仁 12g，红花 12g，枳壳 9g，赤芍 9g，川芎 6g，牛膝 12g。

【用法】水煎服，一日 3 次。

【献方者】陈昌荣。

60.椎基底动脉供血不足

【中医辨证】眩晕(痰阻络脉)。

【经验方】黄芪 30g,赤芍 10g,白芍 12g,法半夏 15g,当归 15g,茯苓 20g,地龙 12g,陈皮 6g,竹茹 10g,葛根 20g,枳壳 8g,鸡血藤 20g,石菖蒲 10g,佛手 8g,泽泻 20g。

注:两药选用西比灵、脑立清丸 8 粒,每晚 1 次;川芎素 100ml 静脉点滴。

【用法】一日 1 剂,一日 3 次。

【献方者】谢辉。

61.慢性心衰竭

【中医辨证】心悸(阳虚水泛型)。

【经验方】黄芪 30g,人参 20g,制附子 15g,葶苈子 20g,猪苓 20g,薤白 20g,川芎 15g,麻黄 10g,水蛭 10g,细辛 6g,炙甘草 6g。

【用法】水煎 2 次,取汁约 300ml,分 3~5 次口服。

【献方者】石永录。

62.脑栓塞

【中医辨证】中风(中经络)。

【经验方】当归尾 50g,赤芍 40g,丹参 60g,三七 50g,桂枝 50g,黑蚂蚁 50g,共研细末,每服 3g,用黄酒饮用。配合针灸按摩等方法,选穴:肩髃、曲池、外关、透内关、肾俞、环跳、风市、足三里、阴陵泉、阳陵泉、三阴交、昆仑穴

随后加减。

【用法】研末,每服 3g,用黄酒送服(忌大油)。

【献方者】杨学珍。

63.血管神经性头痛

【中医辨证】头痛(气虚血瘀型)。

【经验方】黄芪 40g,桃仁 10g,红花 10g,赤芍 10g,当归 10g,地龙 10g,元胡 15g,白芷 10g,细辛 3g,川芎 10g,牛膝 10g,蔓荆子 15g。

【用法】水煎服,一日 2 次。

【献方者】马仁贤。

64.血管性头痛

【中医辨证】神经性头痛、内伤头痛(①肝阳上亢;②瘀血阻滞)。

【经验方】羌活 10g,川芎 8g,白芍 15g,菊花 10g,天麻 10g,细辛 6g,枸杞 12g,柴胡 10g,苍耳子 10g,茯苓 12g,当归尾 10g,丹参 10g,吴茱萸 6g,甘草 6g。

【用法】冷水浸泡 30 分钟,文火煎服,200ml/次,一日 3 次,饭后服。

【献方者】马玉麒。

65.鼻窦炎所致头痛

【中医辨证】外感头痛(风热头痛)。

【经验方】辛夷(包煎)10g,白芷 10g,苍耳子 10g,细辛 6g,蔓荆子 10g,金银花 15g,薄荷(后下)8g,茯苓 10g,川芎 8g,防风 10g,生姜 3g,甘草 6g。

【用法】水煎煮 20 分钟即可,200ml/次,饭后 1 小时服,忌食酸、辣。

66.血管性头痛

【中医辨证】风热头痛。

【经验方】白芷 15g,黄芩 15g,辛夷 15g,蒲公英 30g,苍耳子 9g,鱼腥草 10g,川芎 6g,败酱草 10g,蒿本 10g,蔓荆子 10g,板蓝根 10g,赤芍 10g,桔梗 10g,丹参 10g。针灸:四神聪、太阳、外关、太渊等穴。

【用法】水煎服,一日 3 次,针灸每天 1 次,4 天为 1 疗程,一般功能即可。

【献方者】杨学珍。

67.神经性头痛

【中医辨证】头痛(风寒型)。

【经验方】天麻 12g,川芎 9g,白僵蚕 10g,白芷 15g,柴胡 9g,防风 15g,何首乌 15g,全虫 9g,蜈蚣 2 条,丹参 15g,生地 9g,怀牛膝 9g,生甘草 6g。

【用法】水煎服。

【献方者】张月顺。

68.美尼尔氏综合征

【中医辨证】眩晕(肾精亏损,肝阳上亢)。

【经验方】天麻 50g,熟地 40g,附片(先煎)5g,僵蚕 50g,钩藤 50g。加减:血压高者加石决明 50g,珍珠母 50g。血管神经性头痛者加全蝎 30g,蜈蚣 10 条。外伤头痛、头晕者加三七 50g,血竭

20g。

【用法】共研细沫,每服 3g,一日 3 次,同食鸽子或鸡脑髓。

【献方者】杨世英。

69.美尼尔氏综合征

【中医辨证】眩晕(痰湿中阻)。

【经验方】天麻 10g,钩藤 10g,白术 15g,茯苓 15g,泽泻 30g,陈皮 10g,法半夏 10g,生山楂 30g,炒麦芽 15g,生姜 10g,甘草 10g。

【用法】水煎服,一日 3 次。

【献方者】柴长生。

70.神经性头痛

【中医辨证】头痛(肝风内动)。

【经验方】蜈蚣 2 条,姜虫 9g,川乌(先煎)6g,桃仁 9g,红花 9g,川芎 12g,菊花 6g,钩丁(后下)9g,甘草 3g。

【用法】水煎服,一日 3 次。

【献方者】荀培俊。

71.偏头痛

【中医辨证】头痛(肝阳上亢)。

【经验方】川芎 15g,茶叶 12g,杭菊 15g,苍耳子 10g,细辛 3g。

【用法】水煎服,一日 3 次。

72.头痛

【中医辨证】伤寒伤风头痛。

【经验方】羌活 10g,白芷 10g,细辛 6g,川芎 10g,当归 10g,川乌 6g,全蝎 5g。

【用法】上药一剂共研细末,温水冲服,一次2g一日3次。

【献方者】李贵宝。

73.偏头痛

【中医辨证】风寒湿而并发行成偏头痛。

【经验方】川芎10g,薄荷20g,白芷10g,羌活10g,干姜10g,丹皮6g,细辛2g,茶叶6g。

【用法】水煎服。

【献方者】仇汉各。

74.神经性头痛

【中医辨证】(风侵阳明)头痛。

【经验方】白僵蚕10g,元胡15g,川芎10g,桂枝10g,升麻10g,丹参15g,白芷10g,石菖蒲10g,细辛5g,天麻10g,雄黄(先煎)3g,茶叶6g,为引。

【用法】水煎服,一日1剂。

【献方者】苗玉性。

75.神经性头痛

【中医辨证】风寒入络,祛风活血。

【经验方】百会,阳白四穴,足三里,三穴。

【献方者】针灸,7天1疗程。

【献方者】赵国彦。

76.脑震荡后遗症

【中医辨证】头痛（肝肾阴虚）。

【经验方】杭菊9g,白蒺藜9g,山萸肉9g,丹皮9g,钩丁9g,藁本9g,山药

9g,泽泻9g,车前子9g,生地9g,远志9g,枸杞9g。

【用法】水煎服,一日3次。

【献方者】苟培俊。

77.面神经麻痹

【中医辨证】口歪(属中风)。

【经验方】斑蝥(去头、足、翅)1~5个,麝香0.04g,巴豆(去壳)4枚,共研细末装瓶备用。取穴:患侧阳白,太阳,下关、牵正、颊车、治疗时任选三穴。

【用法】加姜汁和膏如蚕豆大小,以胶布贴于所选穴位,隔夜后取之。

【献方者】齐军。

78.脑外伤后遗症

【中医辨证】头痛(气滞血瘀,脉络受阻)。

【经验方】钩丁20g,石决明20g,天麻10g,当归10g,川芎10g,赤芍10g,生地20g,桃仁10g,红花6g,乳没各5g,三七6g,血竭5g,土鳖虫6g,朱砂3g,菊花6g,蔓荆子10g,甘草6g。

【用法】水煎服,每日1剂,分三次服用。

【献方者】包含珠。

79.神经炎

【中医辨证】口眼歪斜(面瘫)。

【经验方】地仓透颊车,阳白,四白,列缺,太渊,合谷,二间,丝竹空(均取患侧,每穴隔姜灸三状,使局部微红,每

日 1 次,计 20 次,症状改善痊愈。

【用法】每日上午针灸一次,外出诊疗时戴口罩及眼镜。

【献方者】杨学珍。

80.神经衰弱

【中医辨证】不寐(肝火上扰症)。

【经验方】行间、足窍阴、风池、神门、四神聪、太冲、耳鸣加翳风穴,中诸等穴。加太阳、阳溪利用针用泻法。

【用法】针刺均用泻法。

【献方者】杨学珍。

81.脉管炎

【中医辨证】脱疽(寒凝血滞)。

【经验方】人参 10g,附子 10g,干姜 10g,甘草 6g。

【用法】水煎服。

【献方者】仇汉各。

82.血管受损破裂

【中医辨证】不管咳血、吐血、血管损破,药用收涩开通经络止血之功。

【经验方】生龙骨 30g,生牡蛎 30g,山萸肉 30g,三七 6g,研细,药汁冲服,吐血加生赭 20g。

【用法】3 剂,水煎服。

【献方者】仇汉各。

泌尿系统

83.泌尿结石

【中医辨证】淋症(石淋)。

【经验方】黄柏 10g,猪苓 15g,茯苓 15g,黄芩 10g,萹蓄 12g,瞿麦 12g,冬葵子 15g,金钱草 30g,台乌 9g,泽兰 12g,牛膝 15g,生大黄 9g,元胡 12g。

【用法】水煎,分三次服,一日 2 剂。

【献方者】王金俊。

84.泌尿结石

【中医辨证】淋症(石淋)。

【经验方】金钱草 150g,海金砂 30g,滑石 12g,甘草 3g,牛膝 10g,石苇 60g,车前子 12g,云苓 20g,泽泻 12g,鸡内金 12g。配合西药扩张输尿管,物理方法,疗效显著。

【用法】一日 1 剂,水煎服,一周为 1 疗程。

【献方者】陈社军。

85.泌尿系统感染

【中医辨证】淋症(热淋)。

【经验方】蒲公英 15g,贯众 12g,黄柏 10g,白茅根 30g,车前子 15g,木通 6g,蒲黄 6g,丹参 12g,益母草 15g,生地 12g,甘草 10g。加减:腰痛加续断,桑寄生;少腹胀痛加台乌,槟榔;发热加双花紫花地丁、竹叶;尿蛋白多者加芡实,蝉衣、石韦;有脓细胞者加土茯苓,鱼腥草、白果;血尿加紫草、藕节、夜交藤。

【用法】水煎服,一日1剂,分三次服。

【献方者】杨世英。

86.泌尿系感染

【中医辨证】淋症(肝肾阴虚)。

【经验方】生地18g,山药12g,茯苓10g,泽泻10g,猪苓6g,丹皮10g,知母10g,黄柏6g,牛膝10g,桃仁10g,三七6g,通草6g,车前子(布包),生甘草6g。

【用法】水煎服,一日1剂。

【献方者】宋义清。

87.慢性肾炎 (蛋白尿)

【中医辨证】水肿(肾气亏虚,精微水肿)。

【经验方】生地12g,山药12g,茯苓10g,泽泻10g,丹皮10g,山萸肉12g,党参10g,生黄芪30g,芡实15g,蝉衣6g,地龙10g,生甘草6g,二花10g。

【用法】水煎服,一日1剂。

【用法】宋义清。

88.肝胆结石、尿路结石

【中医辨证】胁痛(肝气郁结)石淋(下焦湿热)。

【经验方】金钱草30g,海金砂15g,鸡内金10g,金铃子10g,郁金10g,玉米须15g,神曲15g,甘草3g。加减:肝胆结石加枳壳,朴硝各6g,尿路结石加石苇12g,有绞痛加元胡10g。

【用法】一日1剂,水煎分服。

【献方者】程琦。

流行性及传染病

89.病毒性腮腺炎合并睾丸炎

【中医辨证】痄腮(热毒壅滞)。

【经验方】生川乌30g,生草乌30g,生大黄15g,黄芩15g。

【用法】上药共研为末,蛋清调成糊状贴患病部位, 消毒纱布包扎胶布固定,一日1次,连用3天。

【献方者】谢辉。

90.腮腺炎

【中医辨证】痄腮(热毒壅盛)。

【经验方】大黄20g,赤小豆20g,白芨20g,小米粉10g。

【用法】共为细末,淡醋和匀涂于腮外。

【献方者】马三清。

91.流行性感冒

【中医辨证】风寒客表营卫不和。

【经验方】桂枝10g,芍药10g,甘草6g,生姜10g,大枣4枚。

【用法】水煎服,一日3次。

【献方者】刘备忠。

92.细菌性痢疾

【中医辨证】痢疾(湿热蕴结)。

【经验方】生蜂蜜 50g,凉开水 250ml,白萝卜水 50ml,生蜂蜜放入凉开水中,用分叉的竹竿搅至泡沫起后,兑入白萝卜汁即可,一次口服,一般连服 2~4 次病可痊愈。

【用法】口服。

【献方者】刘耀杰。

93.细菌性痢疾

【中医辨证】痢疾(湿热壅滞)。

【经验方】川黄连 4g,生白芍 4g,黄芩 4g,玉片 2g,青皮 2g,当归 2g,山楂 4g,炒枳壳 2g,姜厚朴 2g,地榆 2g,酒红花 2g,炒桃仁 3g,木香 2g。加减:白痢:去地榆、桃仁,加桔红 2g,木香加至 5g;滞涩者:加酒军 6g。

【用法】一日 1 剂,水煎服,2~3 剂可愈。

【献方者】杨世英。

94.慢性乙型肝炎

【中医辨证】胁痛(肝郁脾虚,瘀血阻络)。

【经验方】黄芪 100g,贯众 150g,虎杖 150g,白术 100g,黄芩 50g,土茯苓 60g,紫草 50g,丹参 150g,人参 60g,蛰虫 30g,三棱 30g,莪术 30g,石榴皮 150g。

【用法】共研细末,每服 5g,一日 3

次,5~7 个月 1 疗程,2~3 年有转阴。

【献方者】杨世英。

95.急慢性肝炎

【中医辨证】黄疸、胁痛、胀满、肝胃气滞(湿热壅盛、肝郁气滞、气滞血瘀等)。

【经验方】自拟乙肝康复汤(临床经验)。黄芪 30g,焦白术 30g,生地 30g,枸杞子 20g,杭白芍 15g,柴胡 15g,五味子 15g,苦参 10g,鳖甲 15g,丹皮 15g,丹参 15g,当归 10g,广郁金 15g,土茯苓 12g,板蓝根 15g,茵陈 10g,生甘草 10g,大枣 3 枚。

【用法】水煎,饭后服,一日 3 次,或 10 倍量,为末煅蜜为丸 6~9g,一日 3 次。

【献方者】杨明胜。

96.急性黄疸性肝炎

【中医辨证】黄疸(肝胆湿热)。

【经验方】茵陈 30g,板蓝根 15g,黄芩 20g,栀子 10g,连翘 10g,柴胡 6g,黄柏 12g,生甘草 6g。

【用法】水煎服,每日 3 次,每日 1 剂,饭后服用。

【献方者】李吉全。

97.慢性黄疸性肝炎

【中医辨证】胁痛(肝气郁结,气滞血瘀)。

【经验方】疏肝活血化瘀汤:醋柴胡

9g,广郁金 9g,广木香 6g,茵陈 20g,归尾 15g,红花 6g,赤芍 9g,龙胆草 9g。

【用法】每日 1 剂,一日 3 次,水煎服。

【献方者】李吉全。

跌打损伤

98.骨折、挫伤

【中医辨证】骨折(血瘀症)。

【经验方】制乳香 30g,制没药 30g,孩儿茶 90g,炙自然铜 90g,骨碎补 90g,生大黄 60g,红藤 90g,汉三七 30g,土鳖虫 30g。

【用法】上药共研细末,开水白酒冲服,每日 3 次。

【献方者】张鸿儒。

99.外伤骨折

【中医辨证】瘀血肿痛。

【经验方】三七 20g,自然铜 3g,乳香 20g,没药 20g,骨碎补 15g,虎骨 2g,元胡 15g,麝香 0.2g,七寸蛇 5g。

【用法】上药 1 剂研细末冲服,黄酒作引,每次 3g,一日 3 次。

【献方者】李贵宝。

100.骨折

【中医辨证】瘀血肿痛。

【经验方】血竭 10g,桃仁 15g,红花 20g,归尾 15g,儿茶 6g,大黄 6g,地鳖虫 15g,乳香 15g,没药 15g,自然铜 3g。

【用法】上药 1 剂共研细末,温水冲服,一次 3g,一日 3 次。

【献方者】李贵宝。

101.骨折

【中医辨证】筋骨挫伤,瘀血阻滞型。

【经验方】骨碎补 50g,续断 50g,杜仲 50g, 土鳖虫 30g, 乳香 50g, 没药 50g,三七 20g,血竭 30g,桃仁 20g,红花 10g,地龙 30g,川贝 20g,牛膝 30g,官桂 20g,青皮 20g,生甘草 10g。

【用法】研为细末,装入空心胶囊,每次 5 粒,一日 3 次。

【献方者】王建明。

102.骨折

【中医辨证】跌打损伤。

【经验方】自然铜 60g,醋炙 7 次,石龙子 3 条,续断 20g,三七 20g,甘草 10g,冰片 6g。

【用法】共研细末,淡盐汤送服。

【献方者】刘祛病。

103.跌打损伤

【中医辨证】一切骨折。

【经验方】海龙 10g,海马 10g,自然铜 25g, 还魂草 20g, 赤芍 20g, 蚤休 15g,冰片 9g,三七 20g。

【用法】共研细末,每次口服 3g,一

日 3 次,忌醋。

【献方者】苟培俊。

104.跌打损伤

【中医辨证】一切跌打损伤。

【经验方】乳香 10g,没药 10g,儿茶 10g,朱砂 5g,白芷 10g,龙骨 12g,藤黄 3g,冰片 5g,石膏 15g(煅),血蝎 6g,象皮 2g,研面外敷伤处。

【用法】共为细末,用象皮油外用。

【献方者】苟培俊。

105.接骨方

【中医辨证】一切跌打损伤。

【经验方】汉三七 9g,没药 9g,乳香 9g,红花 9g,小茴香 9g,儿茶 9g,红蚂蚁蛋 9g,接骨丹 9g,搬倒挣 9g,紫河车 9g,螃蟹 1 个,祖师麻 3g,土鳖虫 6g,自然铜 6g。

【用法】共为细末,每服 3g,童便引。

【献方者】苟培俊。

106.骨折

【中医辨证】活血化瘀接骨止痛。

【经验方】全当归 20g,续断 20g,骨碎补 10g,土茯苓 10g,牛膝 20g,陈皮 10g,没药 20g,乳香 20g,川芎 20g,红花 5g,自然铜 20g,煅龙骨 20g,甘草 10g。

【用法】共为细末,每服 3g,黄酒送下。

【献方者】刘治国。

107.跌打损伤

【中医辨证】气滞血瘀、跌打损伤胸胀痛。

【经验方】全瓜蒌 30g,桔红 15g,厚朴 15g,苍术 15g,苏子 15g,半夏 15g,田三七 6g（冲服）,浙贝母 15g,乳香 15g,没药 15g,木香 15g,元胡 15g,甘草 6g。

【用法】水煎服,一日 1 剂,3 剂即可。

【献方者】包雁仲。

108.外伤红肿、骨折等

【中医辨证】瘀阻经络、跌打外伤。

【经验方】羌氏跌打接骨散(民间收集经验方)。接骨丹 20 条(产于官鹅沟,大河坝,川北藏族地区),钮子七 200g(产于大河坝,官鹅沟,赵家山,土安头,川北沟等山林)加入桃仁 50g,红花 50g,归尾 30g,祖师麻 60g,搬倒争 60g,丹参 50g,飞天蜈蚣 30g,穿山龙 30g,生甘草 30g,此方除红花引种外,其他药物均属羌藏特产中草药。

【用法】研为细末,每 5~10g,黄酒调服,一日 3 次。

【献方者】杨明胜。

109.骨折

【中医辨证】早期骨折。

【经验方】接骨续筋丹(家传):红花 30g,云三七 30g,桃仁 20g,血竭 30g,续断 30g,土鳖子 10g,骨碎补 30g,乳香 20g,没药 20g,全当归 30g。

【用法】共研细末,每次 10g,用黄酒服,每日 3 次,饭后服。

【献方者】李吉全。

风湿类及骨关节病

110.颈椎病

【中医辨证】痹症(风寒湿阻)。

【经验方】桂枝加葛根汤加味。桂枝 10g,白芍 10g,生姜 6g,大枣 5 枚,葛根 15g,羌活 10g,桑枝 6g,片姜黄 6g,僵蚕 10g,地龙 12g,蜈蚣 2 条。

【用法】水煎,每剂分三次饭后服,服药期,忌生冷,避风。

【献方者】祁建忠。

111.颈椎病

【中医辨证】痹症(血瘀痰凝,督脉阻滞)。

【经验方】当归 15g,川芎 10g,红花 9g,刘寄奴 15g,姜黄 12g,路路通 30g,羌活 9g,白芷 12g,威灵仙 12g,桑枝 30g,胆南星 9g,白芥子 9g,葛根 20g,甘草 6g,生姜 3 片,大枣 3 枚。

【用法】一日 1 剂,水煎服。

【献方者】程琦。

112.颈椎腰椎骨质增生

【中医辨证】痹症(肾虚血瘀症)。

【经验方】海桐皮 200g,川芎 200g,白醋 500g。

【用法】药研成粗粉,加白醋 500g,外用于腰椎、颈椎,15 天 1 次。

【献方者】赵国彦。

113.膝关节骨性关节炎

【中医辨证】痹症(痰瘀阻络)。

【经验方】牛膝 20g,威灵仙 20g,独活 20g,桑寄生 20g,当归 20g,川芎 20g,防风 15g,杜仲 15g,鸡血藤 20g,姜皮 6g,甘草 6g,乳香 12g,没药 12g,川断 15g,伸筋草 20g,透骨草 20g。

【用法】水煎服,一日 1 剂。

【献方者】谢辉。

114.慢性痛风性关节炎

【中医辨证】痹症(湿浊内生,瘀阻经络)。

【经验方】自拟补肾除湿通络汤(临床经验)。熟地 10g,山萸肉 15g,杜仲 10g,土茯苓 20g,萆薢 15g,葛根 10g,威灵仙 15g,秦艽 10g,独活 15g,防风 10g,薏米仁 20g,川牛膝 9g,地龙干 10g,川芎 9g,蜈蚣 2 条,生甘草 9g。水煎,日服三次。临床应用:风寒湿痹、通风、风湿性关节炎等。

【用法】水煎饭后服,一日 3 次,或 10 倍量,为极末,装入 5 号胶囊每服 6~

9粒,一日3次。

【献方者】杨明胜。

115.颈腰椎骨关节炎

【中医辨证】痹症(肾虚髓不充)。

【经验方】补阳还五汤加味。黄芪30g,桂枝10g,白芍10g,当归10g,川芎10g,炙川乌6g,制马钱子1g,牛膝10g,杜仲15g,地龙6g,土鳖虫10g,续断15g,葛根30g,仙灵脾10g,羌独活各10g,甘草6g。

【用法】开水煎服,一日3次

【献方者】李基全。

116.关节炎

【中医辨证】痹症(风湿留滞)。

【经验方】桂枝10g,附子10g,知母10g,防风10g,白术15g,白芍6g,麻黄6g,生姜12g,甘草6g,丹参12g,乳香6g,刺蒺藜12g,独活6g,细辛6g,桑寄生15g。

【用法】每日1剂,水煎服,一日3次。

【献方者】冲刘明。

117.类风湿性关节炎

【中医辨证】痹症(寒湿型)。

【经验方】红花酒治疗类风湿性关节炎,制马钱子20g(打烂),红花15g,当归15g,威灵仙15g,牛膝15g,桃仁15g,老鹳草20g,一剂为1疗程。

【用法】上药用低度白酒1500ml浸泡10天后,早晚饭后服,一次10ml。

【献方者】包雁仲。

118.类风湿性关节炎

【中医辨证】痹症(肾虚寒凝)。

【经验方】熟地15g,仙灵脾15g,桂枝10g,当归10g,乌蛇10g,制川乌10g(包煎半小时),补骨脂15g,鹿衔草30g,甘草6g。风胜者加寻骨草30g,湿胜者加苍白术各10g,生薏米15g;关节肿胀明显者加芥子10g,泽泻30g,寒痛者制川乌、草乌各10g,制附片6~16g,窜痛加蜈蚣1~2条,刺痛加地鳖虫10g。

【用法】水煎服,一日2次。

【献方者】牛俊明。

119.风湿性关节炎

【中医辨证】痹症(寒湿型)。

【经验方】当归10g,红花6g,千年健12g,追地风15g,苏木10g,川牛膝10g,木瓜10g,蜈蚣三条,伸筋草15g,鸡血藤10g,海风藤15g,川续断15g,乌梢蛇10g,制川草乌各10g。

【用法】水煎服,一日1剂,分三次服。

【献方者】苗玉性。

120.风湿性关节炎

【中医辨证】痹症(寒湿阻络)。

【经验方】白花蛇5g,制川乌10g,制草乌10g,当归20g,川芎20g,木瓜

20g,牛膝 20g。

【用法】上药 1 剂共研细末,温开水冲服(饭后),一次 3g,一日 3 次。

【献方者】李贵宝。

121.风湿性关节炎

【中医辨证】痹症(风寒型)。

【经验方】制川乌 10g,黄芪 40g,鸡血藤 20g,牛膝 10g,羌活 10g,独活 10g,当归 10g,水蛭 6g,蜈蚣 3 条,伸筋草 20g,地龙 12g,川芎 10g,细辛 6g,麻黄 10g。

【用法】水煎服,一日 1 剂,分三次服。

【献方者】赵国彦。

122.风湿性、类风湿性关节炎

【中医辨证】痹症(风寒湿型)。

【经验方】当归 15g,追地风 10g,千年健 15g,宣木瓜 2g,牛膝 10g,白花蛇 1 条,麻黄 6g,乌梅肉 10g,伸筋草 20g,全虫 6g,乌蛇 10g,红花 10g,夏天无 15g,雷公藤 20g,寻骨风 10g,生甘草 10g,制川乌 12g,制草乌 12g,以上方药可水煎服,如病情轻可治为散剂巩固疗效。

【用法】水煎服,如病情轻可制为散剂。

【献方者】苗玉性。

123.腰椎间盘突出

【中医辨证】腰腿痛(肝肾两虚、气滞血瘀)。

【经验方】杜仲 30g,续断 20g,狗脊 20g,制马钱子 50g,牛膝 20g,三七 30g,乳香 10g,没药 10g,伸筋草 20g,威灵仙 40g,桑寄生 20g,川芎 15g,丹参 15g,桃仁 10g,红花 10g,地龙 10g,甘草 10g。

【用法】马钱子、麻油炸黄,鼓起,后凉冷共为细末,分 120 次服完。忌油腻辛辣之物。

【献方者】刘祛病。

124.颈腰椎骨质增生

【中医辨证】痹症(肾虚血瘀)。

【经验方】海桐皮 200g,川芎 200g,白醋 500g。

【用法】药研成粗粉,加白醋 500g,外用于腰椎,颈椎,15 天 1 次。

【献方者】赵国彦。

125.肩关节周围炎

【中医辨证】肩凝症。

【经验方】主穴:肩髃、肩贞、肩髎、曲池、内关、合谷。配穴:巨髎、环跳、阳陵泉。

【用法】每次选穴 3~6 个,每次治疗 30 分钟,10 次为 1 疗程,用平补平泻手法。

【献方者】赵正中。

126.腰椎骨质增生

【中医辨证】腰痛(肝肾亏虚、筋骨失养兼风湿浸袭)。

【经验方】独活寄生汤加味。独活10g,桑寄生12g,秦艽10g,防风10g,细辛3g,当归10g,川芎10g,熟地15g,白芍10g,桂枝8g,茯苓10g,炒杜仲15g,怀牛膝10g,人参10g,甘草6g。加:天麻10g,乌梢蛇10g,川地龙12g,生苡米20g,白芥子10g。

【用法】每日1剂,水煎,分早中晚三次饭后服,忌食生冷及油腻饮食。

【献方者】祁建忠。

127.类风湿性关节炎

【中医辨证】痹症(痛痹、风寒湿阻、经络不通)。

【经验方】制马钱子(先下)1g,蕲蛇15g,夏天无15g,麻黄10g,制川草乌各(先下)6g,乳没药各10g,白僵蚕10g,木瓜20g,炙甘草6g,蜈蚣二条,鸡血藤20g,干姜10g。

【用法】水煎服,一日2次。

【献方者】刘耀杰。

128.类风湿性关节炎

【中医辨证】痹症(血瘀症)。

【经验方】金银花30g,玄参18g,当归15g,生甘草15g,炮山甲8g,全蝎4g,木瓜10g,姜黄8g,威灵仙12g,赤白芍各15g,防风10g,露蜂房4g,生黄芪15g,防己8g,土茯苓15g,薏米仁15g,虎杖15g,细辛3g,元胡12g,天麻10g。

【用法】每日1剂,一日3次,水煎服。

【献方者】吴玲。

129.腰椎间盘突出

【中医辨证】痹症。

【经验方】针灸、穴位注射。

处方1:取穴:肝俞、膈俞、病变椎体之夹脊穴、秩边 环跳、伴下肢疼痛麻木者:太阳经加承扶、殷门、委中、承山、少阳经加风市、足三里、阳陵泉、绝骨、昆仑、侠溪。穴注药物:鹿瓜多肽注射液2ml,香丹注射液2ml,夏天无注射液2ml,维丁胶性钙注射液1ml。

处方2:腰椎牵引。

【用法】①针灸:除环跳、承扶、承山、风市强刺激,使针感放射至足外,余穴常规针刺,手法平补平泻,留针45min,TDP局照,起针后闪罐、艾灸。②穴位注射:将所选药物均匀混合常规注入所选穴位各0.5~0.8ml,隔日1次。③腰椎牵引:牵引重量,取患者千克体重的40%~60%,牵引方式:持续牵引,牵引时间30分钟。针灸穴注后行腰椎牵引10次1疗程,每疗程间休3天。

【献方者】吴玲。

130.颈椎病

【中医辨证】痹症(气滞血瘀型)。

【经验方】丹参30g,川芎15g,羌活12g,当归10g,葛根20g,姜黄15g,海桐皮15g,地龙10g,香附12g,黄芪25g,

秦艽 10g, 炙甘草 15g(偏寒加桂枝, 偏湿加苍术, 偏热加知母、丹皮, 肝肾不足加熟地、枸杞、补骨脂、桑寄生。

【用法】水煎服, 每日服 3 次。

【献方者】刘高海。

妇科疾病

131.功能性子宫出血

【中医辨证】崩漏(阴虚血热)。

【经验方】生地 15g, 地骨皮 15g, 丹皮 10g~15g, 地榆 15g, 麦冬 15g, 赤芍 12g, 茜草 20g, 阿胶(烊化)15g, 枸杞 15g, 甘草 6g, 知母 15g, 黄柏 10g, 元参 15g。

【用法】水煎 200ml, 口服, 每日 3 次。

【献方者】张和平。

132.宫血症

【中医辨证】崩漏(血热妄行)。

【经验方】生地炭 20g, 莲蓬炭 15g, 黄芩炭 15g, 侧柏炭 10g, 藕节 25g。

【用法】水煎服, 一日 1 剂, 分三次服。

【献方者】苗玉性。

133.宫血

【中医辨证】崩漏(血热妄行)。

【经验方】全海、关元、三阳交、肝俞、肾俞、金海俞、脾俞、肾俞、三焦俞。①气血不足加足三里;②痰瘀者加丰隆、血海;③肝肾不足者加太冲、太虚, 手法用水平泻法, 留针 30 分钟, 10 次为 1 疗程。

【献方者】李芳。

134.痛经

【中医辨证】气滞血瘀症。

【经验方】五灵脂 6g, 当归 9g, 川芎 6g, 桃仁 9g, 丹皮 6g, 赤芍 6g, 乌药 6g, 元胡 6g, 香附 6g, 红花 9g, 枳壳 5g, 延胡索 6g。

【用法】水煎服, 一日 1 剂, 分三次服。

【献方者】陈昌荣。

135.痛经

【中医辨证】肝郁气滞血瘀型。

【经验方】当归 10g, 白芍 10g, 川芎 6g, 生地 15g, 川楝子 10g, 元胡 10g, 木香 10g, 乌药 10g, 炙乳香 5g, 炙没药 5g。

【用法】水煎服, 一日 3 次, 每于经前 3 天服药, 经停止, 3 个月经周期。

【献方者】刘备忠。

136.痛经

【中医辨证】经血失调, 寒凝血滞。

【经验方】桂枝 10g, 吴茱萸 10g, 当归 10g, 白芍 15g, 熟地 12g, 川芎 10g, 元胡 10g, 香附 10g, 桃仁 10g, 红花

10g。

【用法】水煎服，一日 3 次。

【献方者】仇汉各。

137.月经前腹痛

【中医辨证】痛经(气滞血瘀)。

【经验方】炙香附 6g，藿香根 6g，苏梗 6g，赤苓 6g，桃仁 6g，草红花 12g。元胡 4g。

【用法】水煎服，一日 2 次。

【献方者】马三清。

138.宫颈炎

【中医辨证】带下病(脾虚型)。

【经验方】土炒白术 30g，苍术 15g，炒山药 30g，党参 10g，炒白芍 15g，陈皮 10g，柴胡 10g，炒车前子(包煎)10g，甘草 6g，小茴香 10g，芡实 10g，香附 10g，乌贼骨 10g，艾叶 10g。

【用法】水煎服，取 7 剂，每日 1 剂，一日 2 次。

【献方者】沈学春。

139.宫颈糜烂

【中医辨证】带下症(属湿热下注型)。

【经验方】黄柏 10g，芡实 10g，薏米仁 15g，牛膝 10g，泽泻 10g，土茯苓 10g，乌贼骨 15g，桃仁 10g，红芪 6g，生甘草 6g，大枣 4 枚，苍术 15g。

【用法】文火煎煮，一日 3 次，温服。

【献方者】王建明。

140.宫颈糜烂

【中医辨证】带下病(热毒内侵)。

【经验方】枯矾 10g，五倍子 1g，金银花 15g，儿茶 10g，轻粉 3g，珍珠粉 1g，黄柏 15g，蜈蚣 3 条，麝香 2g，龙脑香 3g，水药研细粉，过百同筛细粉，装瓶备用，主治 1~2 期。宫颈糜烂效果较好，另服若能煎剂。苦参 10g，蛇床子 20g，黄柏 10g，红藤 15g，蚤休 15g，白花蛇舌草 3g，蒲公英 20g，败酱草 10g，地锦草 20g。

【用法】水煎服，一日 1 剂，分三次服。

【献方者】苗玉性。

141.盆腔炎、阴道炎

【中医辨证】带下症(脾虚、湿热下注)。

【经验方】苍术 12g，炒白术 20g，升麻 10g，炒扁豆 15g，猪苓 12g，茯苓 12g，车前子 10g，生苡仁 15g，芡实 12g，乌贼骨 12g，鸡冠花 12g，鹿角霜 15g，白果 10g，甘草 6g，炒山药 15g。

【用法】水煎服，每日 1 剂，分两次服。

【献方者】杜培俊。

142.子宫功能性出血

【中医辨证】崩漏(血热妄行)。

【经验方】生地 12g，当归 10g，白芍 10g，川芎 3g，阿胶(烊化)10g，艾叶炭

10g,黄芩 10g,炒荆芥穗 10g,焦杜仲 15g,山药 15g,炮姜 6g,甘草 6g。

【用法】水煎,分三次服,一日 1 剂。

【献方者】王金俊。

143.乳腺增生

【中医辨证】乳癖(肝郁痰凝)。

【经验方】柴胡 10g,当归 15g,赤芍 15g,郁金 15g,王不留行 15g,路路通 10g,元参 20g,浙贝母 10g,昆布 20g,炮穿山甲 6g,牡蛎 20g,皂刺 6g,瓜蒌 20g,甘草 6g。

【用法】水煎,分三次服,一日 1 剂。

【献方者】王金俊。

144.子宫肌瘤

【中医辨证】癥瘕(血瘀症)。

【经验方】桂枝 10g,桃仁 10g,茯苓 10g,赤芍 10g,丹皮 10g,香附 10g,三棱 9g,莪术 9g,青皮 10g,当归尾 10g,川芎 10g,鳖甲 10g,蚤休 10g,木香 6g,枳壳 10g,小茴香 10g,炙甘草 6g。若月经量多,淋漓不止,夹血块者,减桂枝、三棱、莪术,加蒲黄、五灵脂、三七粉以祛瘀止血。

【用法】水煎服,取 7 剂,每日 1 剂,一日 2 次。

【献方者】沈学春。

145.功能性子宫出血

【中医辨证】崩漏(血热妄行)。

【经验方】棕榈炭 6g,地榆炭 18g,生地 30g,丹皮 10g,鸡冠花 15g,藕节 10g,大小蓟各 6g,甘草 6g。

【用法】两炭研末,用余药煎汤冲服,一日 3 次。

【献方者】刘祛病。

146.附件炎

【中医辨证】带下症(脾虚,湿热下注)。

【经验方】丹皮 10g,栀子 10g,柴胡 10g,白芍 12g,当归 10g,白术 10g,茯苓 10g,薄荷 6g,薏米仁 15g,败酱草 15g,冬瓜子 12g,赤芍 10g,山楂 10g,甘草 6g。

【用法】水煎服,每日 1 剂,分三次服。

【献方者】冲刘明。

147.慢性乳腺增生症

【中医辨证】乳癖(肝郁气滞)。

【经验方】柴胡 6g,枳实 12g,白芍 20g,青皮 10g,全瓜蒌 30g,当归 12g,急性子 30g,夏枯草 12g,连翘 30g。

【用法】妇女月经前 5 天服。连服 10 天后,下次月经后的前 5 天续服。

【献方者】包雁仲。

148.闭经

【中医辨证】气滞血瘀型。

【经验方】五灵脂 10g,红花 5g,酒大黄 1g,急性子 30g,莪术 15g,百草霜(冲)30g,水蛭 6g,坤草 10g,生蒲黄

10g,怀牛膝 15g,穿破石 30g,香附 12g,甘草 5g。

【用法】水煎服、冲服。

【献方者】苗玉性。

149.滴虫性阴道炎

【中医辨证】带下症(湿热下注,带脉不固)。

【经验方】白鸡冠花 30g,石菖蒲 12g,苍术 10g,黄柏 10g,补骨脂 15g,黄芩 15g,白芷 10g,山茱萸 12g,炒蓟艾 10g,蒲公英 20g,红藤 10g,甘草 9g,白果仁 10g,煅龙牡各(先煎)15g。

【用法】水煎服,1 剂。

【献方者】苗玉性。

150.白带

【中医辨证】带下病(脾虚湿盛)。

【经验方】柴胡 10g,白芍 10g,茯苓 10g,白术 24g,山药 24g,苍术 20g,陈皮 10g,荆芥 10g,芡实 24g,川断 24g,龙骨 25g,牡蛎 25g,车前子 10g,甘草 5g。

【用法】水煎服。

【献方者】袁克俊。

151.胎衣不下

【中医辨证】胞阻(气血两虚)。

【经验方】①元参 30g,熟地 30g,麦冬 30g。②当归 30g,生黄芪 30g。

【用法】水煎服,一日 3 次。

【献方者】苟培俊。

152.胞衣不下

【中医辨证】胞阻。

【经验方】汉萝卜壳 1 个,生蜜 1 铲,童便 1 盅。

【用法】研末捣碎混合服。

【献方者】陈昌荣。

153.宫外孕

【中医辨证】气滞瘀滞。

【经验方】当归 9g,熟地 9g,川芎 9g,赤芍 9g,桃仁 9g,红花 9g,山棱 6g,莪术 6g,乳香 9g,没药 9g,黄芪 15g,丹参 15g。

【用法】水煎服,一日 3 次。

【献方者】苟培俊。

154.宫外孕流产

【中医辨证】寒凝血瘀。

【经验方】桂枝 15g,赤芍 10g,丹皮 10g,红花 6g,桃仁 10g,甘草 5g。

【用法】水煎服,一日 3 次。

【献方者】苟培俊。

155.附件炎

【中医辨证】带下病(脾虚湿盛)。

【经验方】陈皮 10g,半夏 3g,苍术 10g,人参 15g,白术 15g,茯苓 15g,炙甘草 10g,升麻 6g,柴胡 10g,山药 20g,龙骨 20g,白芷 10g,干姜 5g,牡蛎 20g。

【用法】水煎服,一日 3 次。

【献方者】刘治国。

156.不孕症

【中医辨证】宫寒不孕。

【经验方】温经汤加味。当归 10g，白芍 10g，桂枝 8g，吴茱萸 6g，川芎 10g，炮姜 10g，半夏 10g，丹皮 10g，麦冬 10g，人参 10g，炙甘草 8g，阿胶（烊化）10g。加味：紫石英（醋粹）15g，台乌 15g，小茴香 8g，炒艾叶 6g。

【用法】每日 1 剂，水煎服，早、中、晚饭后服（经期停服）。

【献方者】祁建忠。

157.不孕症

【中医辨证】气血不足。

【经验方】八珍汤加减。人参 10g，白术 10g，茯苓 10g，白芍 10g，当归 10g，川芎 9g，熟地 15g，炙甘草 6g。

【用法】开水煎服，一日 3 次。

【献方者】李基全。

158.不孕症

【中医辨证】肾阳虚寒。

【经验方】海南沉香，红豆蔻，黑附子，辽细辛，粉甘草各 50g，公山羊脂 200g。

【用法】以上五味共研细末，用羊脂拌匀，每服 5g，一日 2 次。

【献方者】代清玉。

皮 肤 病

159.过敏性紫癜

【中医辨证】肌衄。

【经验方】凤眼（臭椿树籽）50g，胞桐花 250g（干花减半）。水煎服，每日 1 剂，一周为 1 疗程，可以减少激素用量或停用激素，减少不良反应，疗效显著。

【用法】水煎服，一日 1 剂，一周为 1 疗程。

【献方者】陈社军。

160.老年性皮肤瘙痒症

【中医辨证】瘾疹（血虚风燥症）。

【经验方】生地 10g，当归 10g，白芍 10g，赤芍 6g，防风 10g，蝉蜕 10g，白藓皮 10g，地肤子 10g，首乌 20g，苍术 10g，黄柏 6g，生甘草 6g，栀子 10g，灯芯草 6g，竹叶 2g，黄连 3g，本方为四物汤加疏风、益肾、泻心火、祛湿之药而成。气血虚为痒之因，因痒为风所为。老补肾，治痒益泻心火谓之。

【用法】隔日 1 剂，分两次，水煎口服。

【献方者】乔海平。

161.湿疹

【中医辨证】湿疮（湿热蕴阻）。

【经验方】土茯苓白藓皮汤，土茯苓

15~30g,白藓皮 10~15g,荆芥 6g,防风 6g,蝉衣 6g,僵蚕 10g,苍术 10g,酒黄芩 10g,当归 10g,丹皮 10g,五加皮 10g,生甘草 6g,胡麻仁(捣碎)30g,可按病情适当加减。

【用法】每日 1 剂,水煎 2 次兑匀,分 2 次口服。

【献方者】潘彦辉。

162.带状疱疹

【中医辨证】缠腰火丹(肝胆火盛、内蕴湿热)。

【经验方】生大黄 30g,川黄连 30g,川黄柏 30g,制没药 15g,制乳香 15g,冰片 5g。

【用法】研为细末,浓茶水调成糊状处敷患处。【献方者】包含珠。

163.带状疱疹

【中医辨证】缠腰火丹。

【经验方】雄黄 20g,冰片 5g,75% 乙醇 50ml。

【用法】将雄黄,冰片研细末,浸入 75%酒精中,外涂 1 日 4 次。

【献方者】柴长生。

164.痤疮 (囊肿型)

【中医辨证】粉刺(痰湿凝聚)。

【经验方】金银花 30g,连翘 15g,黄柏 10g, 三棱 30g, 莪术 30g, 薏米仁 30g,生地 30g,玄参 20g,麦冬 30g,赤芍 15g,桃仁 10g,红花 10g,贝母 10g,甘草

10g。

【用法】水煎服,一日 1 剂,一日 3 次,15 剂 1 疗程。

【献方者】赵红星。

165.玫瑰糠疹

【中医辨证】风热疮(湿热壅毒型)。

【经验方】金银花 30g,连翘 15g,山栀子 15g,菊花 15g,薏米仁 30g,地肤子 15g,白蒺藜 15g,苍耳子 15g,蝉蜕 15g,白藓皮 15g,赤芍 15g,归尾 15g,苦参 6g。

【用法】每日 1 剂,水煎服之。

【献方者】段正华。

166.黄水疮

【中医辨证】湿疮。

【经验方】黄柏 5g,明矾 5g,硫黄 3g,冰片 3g。

【用法】共为细末,外用。

【献方者】苟培俊。

167.银屑病

【中医辨证】白疕(血热型)。

【经验方】荆芥 9g,姜虫 9g,防风 15g,藿香 9g,蝉衣 9g,人参 9g,云苓 9g,羌活 9g,厚朴 9g,甘草 3g。

【用法】水煎服,一日 3 次

【献方者】苟培俊。

168.圆形脱发、斑秃

【中医辨证】鬼剃头(肾亏血虚)。

【经验方】熟地 90g,杭菊 45g,当归

45g,天麻 24g,菟丝子 30g,羌活 24g,川楝子 15g,首乌 90g。

【用法】共为细末,炼制为丸(6g)每日 2 次,每次 1 丸。

【献方者】苟培俊。

169.黄水疮

【中医辨证】脓痤疮(暑湿热蕴)。

【经验方】黄连 1g,黄芩 1g,黄柏 1g,紫草 1g。

【用法】共研细末加四环素 0.75g,氨梅素 0.5g,少许敷患处,一日 3 次。

【献方者】段振华。

五官疾病

170.鼻窦炎

【中医辨证】鼻渊(风寒型)。

【经验方】生黄芪 6g,白芷 6g,苍耳子 6g,炒白术 3g,防风 3g,辛荑 3g,菖蒲 1g,细辛 1g,冰片 1g。为于发热风寒,寒阻鼻窍之症。

【用法】上药共为细末备用,每次0.5g 药末分为 10 次入鼻腔,一日 3 次。

【献方者】张月顺。

171.鼻窦炎

【中医辨证】鼻渊(风热型)。

【经验方】苍耳子 9g,辛荑 12g,白芷 6g,黄芩 9g,砖茶 15g,核桃仁(碎)2个,白糖 15g,酥油 15g,鸡蛋 1 个。

【用法】将核桃、白糖、酥油、鸡蛋先放入杯内, 再将其他药共煎浓浸入杯内,每早空腹一次服完。

【献方者】张玉忠。

172.牙痛

【中医辨证】风热牙痛。

【经验方】石膏 30g,细辛 5g。

【用法】水煎服,一日 1 剂,分 3 次服。

【献方者】刘备忠。

173.虫牙痛

【中医辨证】风火牙痛。

【经验方】贯众 12g,白矾 12g,陈醋半碗,用陈醋煎汤。

【用法】漱口。

【献方者】马三清。

174.牙髓炎

【中医辨证】风火牙痛。

【经验方】二辛煎剂合清胃散加减:石膏 20g,细辛 5g,白芷 10g,黄连 5g,赤芍 10g, 丹皮 10g, 玄参 10g, 当归 10g,生地 30g,升麻 3g,甘草 5g。

【用法】水煎,服 2/3 量,漱口 1/3量,一日 3 次。

【献方者】杨敬喜。

175.风火牙痛

【中医辨证】阴虚火旺。

【经验方】生地 1g,黄连 1g,升麻

20g,黄芩 10g,元参 10g,防风 10g,丹皮 10g,白芷 10g,细辛 6g,生石膏 15g,灯芯为引。

【用法】水煎服,一日 1 剂,分三次服。

【献方者】苗玉性。

176.牙痛

【中医辨证】胃火上炎。

【经验方】柴胡 10g,白芷 10g,桂圆 6g,桔梗 10g,石膏 20g,薤白 10g。

【用法】水煎服,一日 1 剂,分三次服。

【献方者】段正华。

177.神经性牙痛

【中医辨证】胃火上炎。

【经验方】①生桑皮 10g,生香附 10g,夏枯草 10g,生草 6g。②升麻 10g,川贝 6g,食盐 3g(治虚火上炎,肾虚水亏牙齿松动,牙龈充血烧痛有效)。

【用法】水煎汤服,一日 3 次。

【献方者】王普。

178.急性扁桃体炎

【中医辨证】乳蛾(热毒壅结)。

【经验方】射干利咽汤方:射干 20g,菊花 15g,玄参 15g,赤芍 15g,丹皮 10g,马勃 10g,川连 10g,栀子 10g,甘草 5g,大黄 5g。

【用法】每日 1 剂,水煎服,早晚各 1 次。

【献方者】张月顺。

179.咽炎

【中医辨证】慢喉瘖(风热型)。

【经验方】金银花 30g,麦冬 30g,胖大海 30g,川贝母 30g。

【用法】各取适量泡水饮。

【献方者】柴长生。

180.单纯疱疹性角膜炎

【中医辨证】聚星障,凝脂翳、混睛障(风热型)。

【经验方】桑菊饮为主组方:桑叶 12g,菊花 12g,竹叶 9g,连翘 9g,薄荷(后下)6g,芦根 9g,杏仁 6g,桔梗 6g,蝉衣 6g,显翳初起,眼睑红肿,眼刺痛明湿者加黄芩,木贼草 6g,病情日久,加当归 12g,防风 6g。

【用法】水煎服,一日 3 次。

【献方者】张月顺。

181.神经性耳鸣

【中医辨证】耳鸣(肝肾阴虚)。

【经验方】柴胡 10g,黄芩 10g,党参 15g,生地 15g,麦冬 15g,五味子 15g,枸杞 15g,磁石 20g,菖蒲 15g,远志 15g,甘草 6g,生姜 6g,大枣 3 枚。

【用法】水煎 200ml,口服,每日 3 次。

【献方者】张和平。

182.结膜(巩膜)炎

【中医辨证】暴发赤眼(肝火上炎)。

【经验方】连翘 10g,羌活 5g,黄连 10g,生草 5g,赤芍 10g,炒枣仁 10g,此方只服一剂就有效,治愈多人。

【用法】水煎温服,一日 3 次。

【献方者】王普。

183.鼻出血

【中医辨证】鼻衄(血热妄行)。

【经验方】白茅根 60g,仙鹤草 30g,侧柏叶炭 30g(研细),甘草 6g。

【用法】白茅根、仙鹤草、甘草水煎汤冲侧柏炭末。

【献方者】刘祛病。

184.流行性腮腺炎

【经验方】用仙人掌去刺后捣为泥状贴在患处(本人经多次使用,疗效甚佳)。

【用法】早晚各 1 次。

【献方者】李吉全。

其　他

185.各类出血症

【中医辨证】血热妄行。

【经验方】鲜地榆 250g(洗去泥土、切片)。白酒 100ml,水 500ml,同煎 20 分钟,浓煎 200ml,伴服,饭后服用。本方来源:在簸箕工作期间,民间中医向先生经验方,累用奇效,供同道借鉴。

【用法】酒水同煎,饭后顿服,血止为至。

【献方者】杨明胜。

186.内痔、外痔、混合痔

【中医辨证】痔疮(湿热下注,气血不畅,脉络受阻)。

【经验方】焦猬皮 90g,炒苦参 60g,枯矾 9g,黄柏炭 15g。

【用法】共研细末,早晚各服 3g。

【献方者】包含珠。

187.内外混合痔

【中医辨证】湿热下注、热甚蚀腐。

【经验方】三七 6g,冰片 6g,青黛 10g,生黄柏 10g,生川乌 10g,猪胆汁 20g,鸡蛋油 5g。

【用法】前五药共研细末,用猪胆汁调糊状,再取蛋黄油混合敷患处。

【献方者】张鸿儒。

188.痔疮

【中医辨证】湿热下注。

【经验方】用鲜胡桃叶 100g 加水 100ml(用瓦罐),用纸封口,煮沸 20~30 分钟,等水温后,坐浴 20~30 分钟,一日 2 次,一周为 1 疗程,轻者一疗程愈。

【献方者】段振华。

189.糖尿病周围神经病变

【中医辨证】气阴亏虚,脉络瘀阻。

【经验方】生黄芪 30g,山药 12g,苍术 10g,葛根 20g,生地 12g,玄参 10g,

太子参 10g,鸡血藤 20g,桑枝 15g,忍冬藤 15g,水蛭(冲)6g,地龙 10g。

【用法】水煎服,一日 1 剂,分三次。

【献方者】宋义清。

190.糖尿病

【中医辨证】消渴(气阴两虚兼瘀血)。

【经验方】生黄芪 30g,山药 15g,苍术 15g,玄参 30g,益母草 30g,当归 10g,赤芍 10g,川芎 10g,生熟地各 15g,丹参 30g,葛根 15g,木香 10g。

【用法】水煎服,一日 2 次。

【献方者】马仁贤。

191.糖尿病

【中医辨证】消渴(气阴两虚)。

【经验方】山药 30g,天花粉 15g,麦冬 15g,石斛 10g,生地 12g,沙参 10g,元参 10g,玉竹 10g,女贞子 10g,旱莲草 10g,知母 9g。

【用法】水煎服,一日 2 次。

【献方者】袁克俊。

192.蛔虫症

【中医辨证】蛔虫症。

【经验方】乌梅 6g,川椒 1g,细辛 1g,使君子 6g,槟榔 6g,党参 6g,当归 6g,川楝子 3g,胡连 3g,鸡内金 6g,焦三仙各 6g,甘草 3g。

【用法】煎两次合匀,少量频服,一日 1 剂,以上为 5 岁小儿剂量。

【献方者】王金俊。

193.蛔虫症

【中医辨证】蛔虫症。

【用法】使君子 10 个,乌梅 6 个。

【用法】使君子煨熟,乌梅焙干,共研末,清晨起空腹冲服。

【献方者】张玉忠。

194.肛门湿疹

【中医辨证】湿热下注。

【经验方】苦参 30g,苍术 20g,黄柏 20g,白藓皮 30g,土茯苓 30g,当归 20g,防风 20g,荆芥 20g,赤芍 20g,地肤子 30g,冰片 6g。

【用法】水煎 1000ml 先熏后洗,每日 2 次,每次 20 分钟。

【献方者】张和平。

195.腹股沟斜疝

【中医辨证】疝气。

【经验方】炮附块 5g,柴胡 10g,黄芩 5g,制香附 9g,白芍 12g,鸡内金 12g,全当归 12g,白术 9g,蚕砂 15g/包,炮姜炭 6g,甘草 6g。

【用法】水煎服,一日 3 次。

【献方者】齐军。

196.性功能障碍

【中医辨证】心脾受损、恐惧伤肾。

【经验方】人参蜈蚣散。人参 100g,蜈蚣 20 条,芡实 30g。

【用法】共研细每次 3g,每日 2 次。

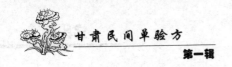

冲服。

【献方者】李基全。

197.肛门痛、痔疮

【中医辨证】大肠湿热、毒凝成痛。

【经验方】黄芪20g,当归10g,金银花20g,山甲(炮)5g,皂刺10g,白芷5g,赤芍10g,乳香5g,没药(制)5g,蒲公英20g,防风10g,陈皮10g,贝母6g,甘草5g。

【用法】水煎服。

【献方者】袁克俊。

198.脚癣

【中医辨证】湿热下注。

【经验方】枯矾15g,百部15g,干姜15g,葛根15g。

【用法】水煎泡脚,一日2次。

【献方者】柴长生。

199.误食铜铁

【经验方】①磁石3g,韭菜6g;②威灵仙12g,砂仁10g,滑石6g,扁豆10g。

【用法】为细末用韭菜水服。

【献方者】苟培俊。

200.误食金属

【中医辨证】异物入胃。

【经验方】鲜韭菜50~150g。

【用法】韭菜微炒或煮熟,食之立效,铁钉等异物即可排出体外。

【献方者】张玉忠。

西 和 县

兴隆乡中医验方集
(兴隆中心卫生院)

1.治扁平疣方（兴隆中心卫生院中医主治医师刘培养)

【方药组成】薏苡仁、夏枯草、甘草各3~10g。

【功效主治】扁平疣。

【煎服方法】上药各等份，水煎服或研末冲服，每日2次，10日为1疗程。

2.肺心病方（兴隆中心卫生院中医主治医师刘培养)

【方药组成】茯苓10g，桂枝10g，炒白术15g，干姜15g，细辛6g，五味子10g，杏仁10g，桔梗10g，炒枳壳15g，当归10g，人参15g，代赭石(细)30g，肉桂6g，蛤蚧(1对)10g，炙甘草10g。

【功能主治】主治肺心病症见咳嗽、气短、胸闷、甚至不能平卧者。

【煎服方法】水煎服，每日2剂。

3.止带方（兴隆中心卫生院中医主治医师刘培养)

【方药组成】苍白术各15g，陈皮10g，人参10g，薏苡仁30g，赤芍10g，山药30g，芥穗10g，芡实15g，乌贼骨30g，茯苓10g，苦参10g，黄柏10g，生姜10g，大枣5枚。

【功能主治】主治附件炎等妇科炎症属脾虚带下量多者。

【煎服方法】水煎服，每日1剂，分两次服用。

4.治扁平疣方（兴隆中心卫生院中医主治医师杨耀宗)

【方药组成】板蓝根30g，大青叶15g，当归10g，紫草10g，红花6g，桃仁5g，生薏米30g，白花蛇舌草15g，血竭3g，生白术6g，牡蛎15g。

【功能主治】扁平疣，症见皮疹瘙痒，色白或暗红者。

【煎服方法】水煎服，每日1剂，分2~3次服。

5.皮炎汤（兴隆中心卫生院中医主治医师杨耀宗）

【方药组成】水牛角 30g，玄参 15g，赤白芍各 10g，丹皮 10g，栀子 10g，二花 15g，连翘 10g，白藓皮 15g，乌梅 6g，白蒺藜 10g，生甘草 10g。

【功能主治】药物过敏性皮炎或接触性皮炎症见皮肤班丘疹，潮红，瘙痒者。

6.鼻窦炎方（兴隆中心卫生院中医主治医师杨耀宗）

【方药组成】苍耳子 10g，白芷 6g，藁本 5g，薄荷 10g，连翘 15g，菊花 10g，夏枯草 10g，茯苓 10g，鱼腥草 15g，桑皮 10g，生薏仁 15g，二花 10g，生甘草 6g。

【功能主治】鼻渊证见头痛、头胀，鼻流黄浊涕，或见颜面处肿胀，鼻塞者。

【煎服方法】水煎服，每日 1 剂，分 2~3 次服。

7.肩周炎方（兴隆中心卫生院中医师吴晓）

【方药组成】黄芪 30g，葛根 15g，桂枝 10g，白芍 10g，片姜黄 10g，当归 10g，川芎 10g，川乌 6g，细辛 6g，威灵仙 10g，三七粉 3g(冲服)，甘草 6g。

【功能主治】肩周炎症见寒凝关节，肩部疼痛，屈伸不利，遇寒痛甚者。

【煎服方法】水煎服，每日 1 剂，分 2~3 次服。

8.妇科外洗方（兴隆中心卫生院中医师吴晓）

【方药组成】生百部 10g，黄柏 30g，苦参 10g，蛇床子 15g，枯矾 10g。

【用法】水煎外洗。

【功能主治】外阴瘙痒，发红，或见疱疹。

9.胃下垂方（兴隆乡崔马村卫生室马云）

【方药组成】党参 12g，白术 10g，云苓 10g，砂仁 6g，蔻仁 6g，谷芽 6g，神曲 6g，山楂 6g，木香 3g，山药 15g，鸡内金 12g，甘草 6g，大枣 6 枚。

【功能主治】胃下垂属中气下陷者。

【煎服方法】水煎服，每日 1 剂，分 2 次服。

10.慢性胃炎方（兴隆乡崔马村卫生室马云）

【方药组成】黄芪 30g，肉桂 8g，吴萸 10g，丹参 15g，乳没各 8g，生蒲黄 13g，三棱 10g，莪术 10g，川芎 12g，乌药 1g。

【功效主治】补气温中，活血散瘀，消肿生肌，主治慢性萎缩性胃炎属脾胃虚寒，气滞血瘀者。

【煎服方法】水煎服，每日 1 剂，分 2 次服。

11.慢性咽炎方（兴隆乡崔马村卫生室马云）

【方药组成】生地 9g,丹皮 9g,天花粉 9g,知母 9g,麦冬 12g,女贞子 12g,旱莲草 12g,石斛 12g,蝉蜕 6g,薄荷 6g,桑叶 4 片,绿萼梅 10 朵,甘草 3g。

【功能效主治】滋阴清热,凉血疏风,主治慢性咽炎属肺肾阴亏,阴虚内热,复感风邪者。

12.清肺平喘方（兴隆乡严沟村卫生室王旭成）

【方药组成】麻黄 10g,桂枝 10g,干姜 10g,五味子 10g,半夏 10g,茯苓 12g,杏仁 10g,苏子 15g,前胡 10g,橘红 10g,陈皮 10g,枳实 6g,厚朴 10g,桔梗 10g,桑皮 10g,枇杷叶 10g,竹叶 10g,生姜 6g,甘草 6g,白芍 15g。

【功效主治】宣肺平喘,止咳化痰。主治老年性支气管炎、肺炎、肺气肿及哮喘,症见咳嗽气喘,夜间咳剧,咳清稀泡沫痰,难以平卧,胸膈憋闷,胸痛,呼吸困难,舌质淡润,苔白脉浮者。

【随证加减】发热加石膏,胸闷甚加瓜蒌。

【煎服方法】水煎服,每日 1 剂,分 2 次服。

13.解毒利咽方（兴隆乡严沟村卫生室王旭成）

【方药组成】元参 30g,麦冬 15g,桔梗 10g,射干 15g,牛蒡子 15g,二花 15g,连翘 10g,板蓝根 15g,甘草 15g,山豆根 15g。

【功效主治】清热解毒,利咽消肿。主治上感及急性扁桃体炎,症见发热,咽喉肿痛,吞咽困难等。

【煎服方法】水煎服,每日 1 剂,分 2 次服。

西和县人民医院验方集

1.腹泻验汤（西和县人民医院中医科李晓亭）

【组成】黄连 3g、秦皮 6g、神曲 6g、白头翁 10g、车前子 6g、粟壳 3g、石榴皮 6g、麦芽 6g。

【用法】温水煎服,一日 3 次。

【功用】清热燥湿,涩肠止泻。

【主治】婴幼儿急慢性腹泻。

2.止血汤（西和县人民医院中医科李晓亭）

【组成】童便 100ml、食醋 10ml、白糠适量、云南白药 3g、大黄粉 3g、白及粉 3g。

【用法】将童便、食醋、白糠炖煎,冲服云南白药、大黄粉、白及粉。

【功能】清热止血。

【主治】上消化道出血、齿衄、鼻衄

等。

3.治疗早期肝硬化方（西和县人民医院中医科李晓亭）

【组成】生黄芪 30g、太子参 15g、山萸 20g、鳖甲 30g、龟板 15g、炮山甲 10g、白芍 30g、沉香 6g、九香虫 15g、当归 15g、广木香 6g、黄精 20g、土别虫 10g、枸杞子 15g、川芎 6g、鸡内金 15g、神曲 20g。

【用法】共研细末，温水冲服，一日 3 次，每次 9g。

【功用】滋补肝肾，活血化瘀，软坚散结。

【主治】早期肝硬化。

4.五根汤（西和县人民医院中医科李晓亭）

【组成】葛根 6g、板蓝根 10g、芦根 6g、山豆根 6g、白茅根 10g、藿香 6g、红花 3g、大黄 3g。

【用法】温水煎服，剂量随年龄大小增减，一日 3 次服。

【功用】清热利湿。

【主治】小儿夏季热、无名发热。

5.治疥疮方（西和县人民医院中医科李晓亭）

【组成】硫黄 30g、黄柏 30g、红椒 10g、冰片 3g、白矾 20g、石膏 20g、凡士林 100g。

【用法】将上药研成细末，或煎煮浓缩，冰片、白矾烊化后纳入凡士林成膏外敷患处。

【功用】燥湿止痒杀虫。

【主治】疥疮。

6.芦荟外用方（西和县人民医院中医科李晓亭）

【组成】芦荟粉。

【用法】（1）填塞法：取芦荟粉 3~6g，用油纱布条粘着，填塞鼻腔。（2）滴鼻法：取芦荟粉 0.5~1g，加温开水 5~10ml，搅化（呈褐色，其中有不能溶解的黑色胶粘物可去之），让患者仰面，每次滴入出血鼻腔内 1~2 滴，一日 3~5 次。

【功用】凉血止血。

【主治】鼻衄。填塞法适用于急性鼻出血且量多者；滴鼻法适用于慢性鼻出血且量少者。

7.治疗肾结石方（西和县人民医院中医科李晓亭）

【组成】厚朴花 9g、冬葵子 30g、枳壳 9g、石苇 12g、车前子 9g、泽泻 9g、滑石 18g、金钱草 60g、海金砂 30g、怀牛膝 9g、王不留行 10g、赤芍 12g、当归 9g。

【用法】温水煎，一日 3 次服。

【功用】清热利水排石。

【适应证】肾结石，输尿管结石、膀胱结石。

8.治胃溃疡验方（西和县人民医院中医科李晓亭）

【组成】乌贼骨 30g、汉三七 15g、乳香 12g、没药 9g、当归 12g、元胡 9g、黄连 6g、肉桂 3g、五灵脂 12g、贝母 9g、石决明 15g。

【用法】共研细末，温水冲服，每次9g，一日 2 次。

【功用】散瘀止痛，敛酸。

【适应证】胃及十二指肠球部溃疡、慢性胃炎属血瘀症者。

9.妊娠高血压方（西和县人民医院中医科李晓亭）

【组成】党参 12g、白术 10g、紫苏梗9g、砂仁 9g、陈皮 6g、菟丝子 12g、杜仲15g、寄生 15g、生地 12g、枸杞子 10g、杭芍 15g、柴胡 6g、甘草 6g。

【用法】温水煎服，一日 2 次。

【功用】益气安胎，滋阴潜阳。

【适应证】妊娠高血压症、妊娠反应、妊娠合并抑郁症、妊娠合并血小板减少等。

10.抗骨质增生验方（西和县人民医院中医科李晓亭）

【组成】乌蛇 1 条、威灵仙 15g、当归 15g、苏术 15g、丹参 20g、木瓜 15g、秦皮 20g、狗脊 30g、补骨脂 15g。

【用法】随证加减，水煎服，每日 1剂，重煎 2 次服，连服 1 周为 1 疗程。

【功用】补肾壮骨，舒经通络止痛。

【适应证】颈椎骨质增生，腰椎骨质增生、膝关节骨质增生、跟骨痛、肩周炎、血痹症的四肢麻木疼痛等症。

11.治乙肝方（西和县人民医院门诊部孙三成）

【组成】生黄芪 30g、黄精 10g、白花蛇舌草 10g、虎杖 12g、连翘 10g、柴胡10g、白术 12g、白芍 15g、枸杞子 10g、女贞子 10g、制大黄 6g、甘草 6g。

【功用】养阴清热，疏肝健脾。

【主治】慢性乙型病毒性肝炎。

12.治胸痹方（西和县人民医院门诊部孙三成）

【组成】太子参 10g、丹参 20g、瓜蒌12g、桃仁 10g、三七（冲服）3g、薤白10g、红花 6g、元胡 10g、赤芍 10g。

【功用】活血通络，化痰宣痹。

【主治】冠心病心绞痛，心肌梗死。

13.治血小板减少性紫癜方（西和县人民医院门诊部孙三成）

【组成】炙黄芪 20g、太子参 10g、熟地 10g、阿胶（烊化）6g、茜草 10g、旱莲草 10g、女贞子 10g、山萸 10g、大枣 5枚。

【功用】益气养血，滋补肝肾。

【主治】小儿原发性血小板减少性紫癜。

14.治胃及十二指肠溃疡方（西和县人民医院门诊部孙三成）

【组成】木香 6g、乌贼骨 12g、丹参 15g、红藤 10g、白芨粉（冲服）10g、白芍 15g、元胡 10g、陈皮 6g、大黄 3g、制没药 6g、郁金 10g、三七（冲服）3g、甘草 6g。

【功用】理气化瘀，和胃止血。

【主治】胃、十二指肠溃疡。

逍遥散的临床运用

(西和县人民医院中医科　周成福)

逍遥散出自《合剂局方》一书，原为治肝郁脾虚证见两胁胀痛，头昏目眩，神倦肢软，食欲不振，大便稀溏；或月经不调，乳房胀痛，或情志不畅，胸闷烦躁，失眠多梦，脉细弦等。根据其方药成功用特发挥运用于临床多种疾病均收到一定效果。

一、治疗急慢性肝炎

根据其方药功效，临床运用于急慢性肝炎均有较好的作用。

方药：柴胡、当归、白芍、白术、薄荷、甘草、生姜。

据现代药理研究本方具有明显的护肝作用，能抑制脂肪肝发生和纤维增生，能使受损的肝组织损伤减轻。随证加减：有黄疸者加茵陈；慢性肝炎，出现口苦，咽干，舌红脉数发热心烦，加山栀、丹皮；胁痛加元胡、川楝子或加三棱、莪术；食欲不振加焦三仙、鸡内金；肝脾肿大加鳖甲、牡蛎；舌干绛无苔去柴胡、生姜，加女贞子、旱莲草；舌润苔白加半夏、白蔻。

二、治疗中心性视网膜炎

有郁热者，去生姜、薄荷，加丹皮、山栀；气机不利者加香附、郁金；气虚者加黄芪；阴虚者加生地、元参、麦冬、石斛；肾虚者加枸杞子、肉苁蓉、巴戟天；眼底黄斑部水肿加泽泻、车前子、蒲公英；渗出加红花、丹参、山楂；如有陈旧色素灶加夜明砂、潼蒺藜、枸杞子。

三、治疗妇女月经不调

气滞血瘀、月经错后者，加桃仁、红花；腹痛者加元胡气郁化热；月经提前者加丹皮、生地、阿胶；慢性盆腔炎伴有包块者加丹皮、山栀、桂枝、云苓、丹参、桃仁；急性盆腔炎加银花、蒲公英、连翘。

四、治疗血管紧张性头痛

运用本方加丹参、桂枝、葛根、羌活、蔓荆子，治疗血管紧张引起的头痛。

五、治疗胃溃疡及慢性胃炎

气虚加人参、黄芪、陈皮；胃胀者加枳壳、厚朴；有溃疡者加海蛸、贝母；萎缩性胃炎加丹参、山楂。

六、治疗乳腺增生

经来乳房胀痛甚者加郁金、香附、夏枯草；肿块较硬者加夏枯草、炙山甲、牡蛎、炙鳖甲,橘核等。

七、治疗妇女不孕症

妇女不孕虽与肾虚冲任损伤关系密切,但常伴肝郁气滞之象,运用本方加补肾之品,治疗妇女不孕有较好效果。

肾虚者加菟丝子、枸杞子、覆盆子、山萸、熟地、泽泻；阳虚者加淫羊藿、杜仲；阴虚者加生地、女贞子、旱莲草；输卵管不通者加丹参、桃仁、赤芍等。

另外,运用本方,随证加减还可以治疗神经官能症,贫血,功能性子宫出血,经前期紧张症,更年期综合征,妊娠浮肿,角膜炎,眼干燥症等多种疾病亦有一定疗效。

西和县中医院验方

（张兴荣）

1. 加味归芪羊肉汤治疗虚劳

羊肉 1500g,黄芪 150g,当归 50g,茯苓 50g,白芍 50g,桂心 15g,干地黄 50g,麦冬 50g,炙甘草 50g,大枣 30 个。

【制法】将以上药物除生姜外捣成粗粒,先将带脊肋的羊肉剁成碎块,放入冷水锅内,再加入生姜 50g,丁香、小茴香、肉豆蔻、砂仁各少许,武火加热至水沸后,文火炖至肉离骨后,捞净肉和骨头,再加入以上诸药煎煮 30 分钟,虑取药汤汁约 1500 毫升,分 3~5 天服完。

2. 加味二仙汤治疗更年期综合征

仙茅 15g,仙灵脾 15g,柴胡 10g,当归 12g,白芍 15g,茯神 25g,知母 10g,黄柏 10g,巴戟天 10g,肉桂 3g,夜交藤 30g,浮小麦 30g,麦冬 15g,郁金 15g,炙五味子 10g,炙甘草 6g,大枣 5 个。水煎服,每日 1 剂。

3. 自拟升压汤治疗慢性低血压

黄芪 30g,当归 12g,红参 10g,麦冬 30g,桂枝 10g,白芍 20g,炙麻黄 6g,川芎 10g,当归 15g,阿胶珠 10g,五味子 10g,陈皮 6g,炙甘草 10g,生姜 10g,大枣 6 个。水煎服,每日 1 剂。

4. 自拟湿疹洗剂治疗阴囊湿疹

黄连 30g,黄柏 30g,大黄 60g,蛇床子 40g,地肤子 20g,苦参 40g,忍冬藤 50g,紫草 30g,白芷 20g,川椒 20g,白矾 30g,土茯苓 30g,生甘草 30g,苏薄荷 20g,冰片 6g,地榆 60g。加水 5000 毫升浸泡 30 分钟后,置炉上加热煎煮,水沸后,继续煎煮 30 分钟,滤取药液约 2500 毫升,温热坐浴或湿敷患处,每日 2 次。

定西市

安定区

一、感冒

感冒是感受触冒风邪或时行病毒，引起肺卫功能失调，临床表现以鼻塞、流涕、喷嚏、头痛、恶寒、发热、全身不适等为其特征。感冒一年四季均可发病，尤以冬春季为多见。

1.风寒束表证

【治法】辛温解表。

【方药】方选荆防达表汤或荆防败毒散加减。药用：荆芥、防风、苏叶、豆豉、葱白、生姜等解表散寒；杏仁、前胡、桔梗、甘草、橘红宣通肺气。

【组成】荆芥 10g，防风 10g，苏叶 9g，豆豉 9g，葱白 6g，杏仁 9g，前胡 9g，桔梗 6g，橘红 6g，生姜 6g，甘草 6g。

【方歌】

荆防达表苏芷苓，

姜葱神曲橘杏仁，

辛温疏表宣肺卫，

风寒感冒服康宁。

人参败毒茯苓草，

枳桔柴前羌独芎，

薄荷少许姜三片，

时行寒温有奇功。

2.风热犯表证

【治法】辛凉解表。

【方药】方选银翘散或葱豉桔梗汤加减。两方均有辛凉解表，轻宣肺气功能。但前者长于清热解毒，适用于风热表证热毒重者，后者重在清宣解表，适用于风热袭表，肺气不宣者。

【组成】银花 12g，连翘 10g，山栀 10g，豆豉 10g，薄荷（后下）6g，荆芥 10g，竹叶 9g，芦根 9g，牛蒡子 9g，桔梗 6g，甘草 6g。

【方歌】

银翘散主上焦疾，

竹叶薄荷荆牛豉。

甘桔芦根凉解法，

温病初起此方医。

葱豉桔梗汤连翘，

竹叶栀子薄荷草，

疏风解表清肺热，

咽痛咳嗽服之效。

3.暑湿伤表证

【治法】清暑祛湿解表。

【方药】新加香薷饮加减。

【组成】银花 12g，连翘 10g，鲜荷叶 6g，鲜芦根 9g，香薷 9g，厚朴 9g，扁豆 9g。

【方歌】

香薷扁豆姜制朴，

祛暑解表化湿浊。

新加香薷增银翘，

兼清湿热功效足。

4.气虚感冒

【治法】益气解表。

【方药】参苏饮加减。

【组成】党参 15g，茯苓 15g，苏叶 9g，葛根 12g，前胡 9g，半夏 9g，陈皮 9g，枳壳 9g，桔梗 6g，甘草 6g。

【方歌】

参苏饮内用陈皮，

枳壳前胡半夏宜。

甘葛木香桔梗茯，

内伤外感此方推。

5.阴虚感冒

【治法】滋阴解表。

【方药】加减葳蕤汤化裁。

【组成】玉竹 10g，豆豉 9g，薄荷

（后下）6g，葱白 6g，桔梗 6g，白薇 9g，甘草 6g，大枣 2 枚。

【方歌】

加减葳蕤用白薇，

豆豉生葱桔梗随。

枣草薄荷共八味，

滋阴发汗最相宜。

二、咳嗽

咳嗽是指外感或内伤等因素，导致肺失宣肃，肺气上逆，冲击气道，发出咳声或伴咯痰为临床特征的一种病证。历代将有声无痰称为咳，有痰无声称为嗽，有痰有声谓之咳嗽。临床上多为痰声并见，很难截然分开，故以咳嗽并称。

1.外感咳嗽

（1）风寒袭肺证

【治法】疏风散寒，宣肺止咳。

【方药】三拗汤合止嗽散加减。常用药：麻黄、荆芥疏风散寒，合杏仁宣肺降气；紫菀、白前、百部、陈皮理肺祛痰；桔梗、甘草利咽止咳。

【组成】麻黄 6~9g，荆芥 9g，杏仁 9g，紫菀 9g，白前 9g，百部 9g，陈皮 9g，桔梗 9g，甘草 6g。

【方歌】

三拗只用麻甘杏，

泻肺平喘痰立通。

止嗽散用蒸白前，

陈皮桔梗草荆添，

紫菀百部蒸为君，

感冒久咳此方先。

(2)风热犯肺证

【方药】桑菊饮加减。常用药:桑叶、菊花、薄荷疏风清热;桔梗、杏仁、甘草宣降肺气,止咳化痰;连翘、芦根清热生津。

【组成】桑叶 10g,菊花 10g,薄荷 6g,桔梗 6g,杏仁 9g,连翘 9g,芦根 9g,甘草 6g。

【方歌】

桑菊饮中桔梗翘,

杏仁甘草薄荷饶,

芦根为引轻清剂,

热甚阳明入母膏。

(3)风燥伤肺证

【治法】疏风清肺,润燥止咳。

【方药】桑杏汤加减。常用药:桑叶、豆豉疏风解表,清宣肺热;杏仁、浙贝母化痰止咳;南沙参、梨皮、山栀清热润燥生津。

【组成】桑叶 10g,豆豉 9g,杏仁 9g,浙贝母 9g,南沙参 9g,梨皮 9g,山栀 9g。

【方歌】

桑杏汤中浙贝宜,

沙参栀豉与梨皮,

干咳鼻燥又身热,

清宣凉润燥能去。

2.内伤咳嗽

(1)痰湿蕴肺证

【治法】燥湿化痰,理气止咳。

【方药】二陈汤合三子养亲汤加减。常用药:二陈汤以半夏、茯苓燥湿化痰;陈皮、甘草理气和中;三子养亲汤以白芥子温肺利气、快膈消痰;苏子降气行痰,使气降则痰不逆;莱菔子消食导滞,使气行则痰行。两方合用,则燥湿化痰,理气止咳。

【组成】半夏 9g,茯苓 15g,陈皮 9g,白芥子 9g,苏子 9g,莱菔子 9g,甘草 6g。

【方歌】

二陈汤中半夏陈,

苓草梅姜一并存,

利气去痰兼燥湿,

痰湿为患此方珍。

三子养亲痰火方,

芥苏莱菔共煎汤,

大便素实加熟蜜,

冬寒更可加生姜。

(2)痰热郁肺证

【治法】清热肃肺,化痰止咳。

【方药】清金化痰汤加减。常用药:黄芩、知母、山栀、桑白皮清泄肺热;茯苓、贝母、瓜蒌、桔梗、陈皮、甘草化痰止咳;麦冬养阴润肺以宁咳。

【组成】黄芩 10g,知母 10g,山栀 10g,

桑白皮 12g，茯苓 15g，贝母 9g，瓜蒌 15g，桔梗 6g，陈皮 9g，麦冬 9g，甘草 6g。

【方歌】

清金化痰用芩栀，

桑皮二母麦冬施，

蒌桔陈苓甘草入，

肺热痰稠可服之。

（3）肝火犯肺证

【治法】清肝泻火，化痰止咳。

【方药】黛蛤散合黄芩泻白散加减。常用药：方中青黛、海蛤壳清肝化痰；黄芩、桑白皮、地骨皮清泻肺热；粳米、甘草和中养胃，使泻肺而不伤津。二方相合，使气火下降，肺气得以清肃，咳逆自平。

【组成】青黛（冲服）3g，海蛤壳 12g，黄芩 10g，桑白皮 12g，地骨皮 9g，粳米 15g，甘草 6g。

【方歌】

泻白桑皮地骨皮，

甘草粳米四般宜，

参茯知芩皆可入，

肺热喘嗽此方医。

（4）肺阴亏耗证

【治法】滋阴润肺，化痰止咳。

【方药】沙参麦冬汤加减。常用药：沙参、麦冬、玉竹、天花粉滋阴润肺以止咳；桑叶轻清宣透，以散燥热；甘草、

扁豆补土生金。

【组成】沙参10g，麦冬10g，玉竹10g，天花粉10g，桑叶9g，扁豆9g，甘草6g。

【方歌】

沙参麦冬扁豆桑，

甘草玉粉合成方，

秋燥耗精伤肺胃，

苔光干咳最堪尝。

三、心悸

心悸是指病人自觉心中悸动，惊惕不安，甚则不能自主的一种病证，临床一般多呈发作性，每因情志波动或劳累过度而发作，且常伴胸闷、气短、失眠、健忘、眩晕、耳鸣等症。病情较轻者为惊悸，病情较重者为怔忡，可呈持续性。

1.心虚胆怯证

【治法】镇惊定志，养心安神。

【方药】安神定志丸加减。常用药：龙齿、琥珀镇惊安神；酸枣仁、远志、茯神养心安神；人参、茯苓、山药益气壮胆；天冬、生地、熟地滋养心血；配伍少许肉桂，有鼓舞气血生长之效；五味子收敛心气。

【组成】龙齿15g，琥珀（冲服）2g，酸枣仁15g，远志10g，茯神15g，人参9g，茯苓15g，山药20g，天冬10g，生地20g，熟地20g，肉桂6g，五味子10g。

【方歌】

　　　定志丸中参菖蒲，

　　　二茯远志加白术，

　　　麦冬朱砂和蜜制，

　　　专制心怯神恍惚。

2.心血不足证

【治法】补血养心，益气安神。

【方药】归脾汤加减。常用药：黄芪、人参、白术、炙甘草益气健脾，以资气血生化之源；熟地黄、当归、龙眼肉补养心血；茯神、远志、酸枣仁宁心安神；木香理气醒脾，使补而不滞。

【组成】黄芪 20~30g，人参 9g，白术 15g，熟地黄 20g，当归 18g，龙眼肉 10g，茯神 15g，远志 9g，酸枣仁 15g，木香 9g，炙甘草 9g。

【方歌】

　　　归脾汤用术参芪，

　　　归草茯神远志随，

　　　酸枣木香龙眼肉，

　　　煎加姜枣益心脾。

3.阴虚火旺证

【治法】滋阴清火，养心安神。

【方药】天王补心丹合朱砂安神丸加减。前方滋阴养血，补心安神，适用于阴虚血少、心悸不安、虚烦神疲、手足心热之症；后方清心降火，重镇安神，适用于阴血不足、虚火亢盛、惊悸怔忡、心神烦乱、失眠多梦等症。常用药：生地、玄

参、麦冬、天冬滋阴清热；当归、丹参补血养心；人参、炙甘草补益心气；黄连清热泻火；朱砂、茯苓、远志、酸枣仁、柏子仁安养心神；五味子收敛耗散之心气；桔梗引药上行，以通心气。

【组成】生地 20g，玄参 15g，麦冬 9g，天冬 9g，当归 15g，丹参 15g，人参 9g，黄连 5g，朱砂（冲服）0.5g，茯苓 15g，远志 9g，酸枣仁 12g，柏子仁 12g，五味子 9g，桔梗 6g，炙甘草 6g。

【方歌】

　　　补心丹用柏枣仁，

　　　二冬生地与茯苓，

　　　三参桔梗朱砂味，

　　　远志归身共养神。

　　　东垣朱砂安神丸，

　　　地草归连配合全，

　　　烦乱懊恼神不静，

　　　怔忡失寐奏凯旋。

4.心阳不振证

【治法】温补心阳，安神定悸。

【方药】桂枝甘草龙骨牡蛎汤合参附汤加减。前方温补心阳，安神定悸，适用于心悸不安、自汗盗汗等症，后方益心气，温心阳，适用于胸闷气短、形寒肢冷等症。常用药：桂枝、附子温振心阳；人参、黄芪益气助阳；麦冬、枸杞滋阴，取"阳得阴助而生化无穷"之意；炙甘草益气养心；龙骨、牡蛎重镇安神定悸。

【组成】桂枝 9g,制附子 9g,人参 9g,黄芪 20g,麦冬 9g,枸杞 12g,龙骨 25g,牡蛎 25g,炙甘草 9g。

【方歌】

二甘一桂不雷同,

龙牡均行二两通,

火逆下之烦躁起,

交通上下取诸中。

参附汤是救急方,

补气回阳效力彰,

正气大亏阳暴脱,

喘汗肢冷可煎尝。

5.水饮凌心证

【治法】振奋心阳,化气行水,宁心安神。

【方药】苓桂术甘汤加减。常用药:泽泻、猪苓、车前子、茯苓淡渗利水;桂枝、炙甘草通阳化气;人参、白术、黄芪健脾益气助阳;远志、茯神、酸枣仁宁心安神。

【组成】泽泻 9g,猪苓 9g,车前子(包煎)9g,茯苓 15g,桂枝 12g,人参 9g,白术 15g,黄芪 20g,远志 9g,茯神 15g,酸枣仁 15g,炙甘草 6g。

【方歌】

苓桂术甘蠲饮剂,

崇脾以利膀胱气,

饮邪上逆气冲胸,

胸满能愈眩晕弃。

金匮苓桂术甘汤,

专治水湿痰饮方,

胸胁支满又目眩,

温化健脾保健康。

6.瘀阻心脉证

【治法】活血化瘀,理气通络。

【方药】桃仁红花煎合桂枝甘草龙骨牡蛎汤。前方养血活血,理气通脉止痛,适用心悸伴阵发性心痛,胸闷不舒,舌质紫暗等症;后方温通心阳,镇心安神,用于胸闷不舒,少寐多梦等症。常用药:桃仁、红花、丹参、赤芍、川芎活血化瘀;延胡索、香附、青皮理气通脉止痛;生地、当归养血活血;桂枝、甘草以通心阳;龙骨、牡蛎以镇心神。

【组成】桃仁 9g,红花 9g,丹参 20g,赤芍 12g,川芎 9g,延胡索 15g,香附 9g,青皮 9g,生地 20g,当归 15g,桂枝 9g,龙骨 30g,牡蛎 30g,甘草 6g。

【方歌】

桃仁红花煎赤芍,

香附青皮延胡索,

当归丹参川芎地,

活血化瘀通脉络。

7.痰火扰神证

【治法】清热化痰,宁心安神。

【方药】黄连温胆汤加减。

【组成】半夏 9g,枳实 9g,陈皮 9g,竹茹 9g,生姜 6g,黄连 6g,大枣 2 枚,茯苓 15g,甘草 6g。

【方歌】

　　黄连温胆夏茹枳,

　　佐陈茯草姜枣煮,

　　理气化痰利胆胃,

　　胆郁痰扰诸症除。

四、胃痛

胃痛又名胃脘痛,是指上腹胃脘部近心窝处发生疼痛的病证。

1.寒邪客胃证

【治法】温胃散寒,行气止痛。

【方药】良附丸加味。

【组成】高良姜 10g,香附 10g,荜茇 5g,吴茱萸 10g,陈皮 9g,炙甘草 6g。

【方歌】

　　良姜香附等分研,

　　米汤姜汁加食盐;

　　合制为丸空腹服,

　　胸闷脘痛一齐蠲。

2.饮食停滞证

【治法】消食导滞,和胃止痛。

【方药】保和丸加减。

【组成】神曲 10g,山楂 10g,莱菔子 10g,法半夏 9g,茯苓 15g,陈皮 9g,连翘 9g,甘草 6g。

【方歌】

　　保和神曲与山楂,

　　陈翘莱菔苓半夏;

　　炊饼为丸白汤下,

　　消食和胃效堪夸。

3.肝气犯胃证

【治法】疏肝理气和胃。

【方药】柴胡疏肝散。

【组成】柴胡 12g,枳壳 9g,赤芍 9g,香附 9g,郁金 9g,川楝子 9g,延胡索 12g,甘草 6g。

【方歌】

　　四逆散中加芍香,

　　枳实易壳行气良;

　　方名柴胡疏肝散,

　　气闷胁痛皆可畅。

4.肝胃郁热证

【治法】疏肝泄热和胃。

【方药】化肝煎加减。

【组成】栀子 9g,牡丹皮 9g,白芍 9g,陈皮 9g,青皮 9g,吴茱萸 9g,泽泻 9g,土贝母 9g,黄连 6g,蒲公英 12g,佛手 9g,甘草 6g。

【方歌】

　　化肝白芍青陈皮,

　　清肝泻热栀丹皮;

　　贝母散结泽利水,

　　疏肝泻热和胃剂。

5.瘀血停滞证

【治法】活血化瘀。

【方药】失笑散加减。

【组成】蒲黄(包煎)9g,五灵脂 9g,丹参 15g,檀香 3g,砂仁 9g,延胡索 12g,香附 12g,甘草 6g。

【方歌】

　　失笑灵脂共蒲黄，

　　等分作散醋煎尝；

　　血瘀少腹时作痛，

　　祛瘀止痛效非常。

6.胃阴亏虚证

【治法】养阴益胃。

【方药】一贯煎加减。

【组成】北沙参12g,麦冬10g,生地黄20g,枸杞子15g,当归15g,白芍9g,川楝子9g,佛手9g,甘草6g。

【方歌】

　　一贯煎中生地黄，

　　沙参归杞麦冬藏；

　　少佐川楝泻肝气，

　　阴虚胁痛此方良。

7.脾胃虚寒证

【治法】温中健脾。

【方药】黄芪建中汤加减。

【组成】黄芪30g,白芍12g,桂枝12g,白术15g,党参15g,干姜12g,木香9g,大枣5枚。

【方歌】

　　黄芪建中芍药多，

　　桂枝甘草姜枣和；

　　更加饴糖补中脏，

　　虚劳腹痛服之瘥。

五、泄泻

泄泻又称腹泻,是指排便次数增多,粪质稀薄,甚至泻出如水样而言。

1.暴泄

(1)寒湿内盛证

【治法】解表散寒,芳香化湿。

【方药】藿香正气散加减。

【组成】藿香9g,紫苏叶9g,白芷9g,厚朴9g,大腹皮9g,法半夏9g,陈皮9g,茯苓15g,甘草6g。

【方歌】

　　藿香正气大腹苏，

　　甘桔陈苓术朴俱；

　　夏曲白芷加姜枣，

　　风寒暑湿并能驱。

(2)湿热伤中证

【治法】清热利湿。

【方药】葛根芩连汤加减。

【组成】葛根20g,黄芩9g,黄连9g,金银花12g,茯苓15g,茵陈9g,藿香9g,车前子(包煎)9g,木香9g,甘草6g。

【方歌】

　　葛根芩连甘草伍，

　　用时先将葛根煮，

　　内消肠胃外解表，

　　胁热下痢喘汗除。

(3)食滞肠胃证

【治法】消食导滞。

【方药】保和丸加减。

【组成】神曲9g,山楂9g,莱菔子9g,法半夏9g,茯苓15g,陈皮9g,枳实9g,连翘9g,甘草6g。

【方歌】

保和神曲与山楂，

陈翘莱菔苓半夏；

炊饼为丸白汤下，

消食和胃效堪夸。

2.久泄

(1)脾胃虚弱证

【治法】健脾益胃。

【方药】参苓白术散加减。

【组成】党参 15g，白术 15g，茯苓 15g，山药 20g，扁豆 9g，陈皮 9g，砂仁 9g，薏苡仁 15g，鸡内金 9g，黄芪 20g，神曲 9g，炙甘草 6g。

【方歌】

参苓白术扁豆陈，

山药甘莲砂薏仁；

桔梗上浮兼保肺，

枣汤调服益脾神。

(2)肝气乘脾证

【治法】抑肝扶脾。

【方药】痛泻要方加减。

【组成】白芍 12g，白术 15g，防风 9g，陈皮 9g，茯苓 15g，柴胡 12g，枳壳 9g，佛手 9g，甘草 6g。

【方歌】

痛泻要方用陈皮，

术芍防风共成剂；

肠鸣泄泻腹又痛，

治在泻肝与补脾。

(3)肾阳虚衰证

【治法】温肾健脾，固涩止泻。

【方药】四神丸加味。

【组成】补骨脂 9g，吴茱萸 12g，肉豆蔻 9g，五味子 12g，制附子(先煎)9g，炮姜 9g，党参 15g，白术 15g，炙甘草 6g。

【方歌】

四神故纸吴茱萸，

肉蔻除油五味具；

大枣生姜同煎合，

五更肾泄最相宜。

六、黄疸

黄疸是以身黄、目黄，小便黄为主症的一类疾病。

1.阳黄

(1)热重于湿证

【治法】清热利湿，佐以泄下。

【方药】方选茵陈蒿汤加减。

【组成】茵陈 12g，栀子 9g，大黄 9g，黄柏 9g，连翘 9g，蒲公英 15g，车前草 9g。

【方歌】

茵陈蒿汤大黄栀，

淤热阳黄此方施；

便难尿赤腹胀满，

清热利湿总相宜。

(2)湿重于热证

【治法】利湿化浊，佐以清热。

【方药】方选茵陈五苓散加减。

【组成】茵陈蒿 12g，桂枝 9g，茯苓 15g，白术 15g，泽泻 9g，猪苓 9g。

【方歌】茵陈配入五苓散，湿热黄疸亦可除。

2. 急黄

【治法】清热解毒，凉营开窍。

【方药】方选犀角散加味。

【组成】水牛角（代用犀角）15g，黄连 9g，升麻 9g，茵陈 15g，土茯苓 15g，板蓝根 12g，生地 20g，玄参 15g，丹皮 9g。

【方歌】

犀角散消丹毒赤，

升麻防己共山栀，

硝芩茵黄牛黄末，

竹叶汤调服无时。

3. 阴黄

【治法】健脾和胃，温化寒湿。

【方药】方选茵陈术附汤。

【组成】茵陈蒿 15g，白术 15g，制附子(先煎)9g，干姜 12g，肉桂 9g，炙甘草 6g。

【方歌】

茵陈术附化寒湿，

干姜炙草肉桂之。

七、头痛

头痛是临床上常见的自觉症状，可单独出现也可出现于多种急慢性疾病之中。这里所讲的头痛，主要是内科杂病范围内，以头痛为主要症状者。

1. 外感

(1) 风寒头痛

【治法】疏散风寒。

【方药】方选川芎茶调散加味。

【组成】川芎 9g，荆芥 9g，薄荷（后下）6g，羌活 15g，细辛 6g，白芷 9g，防风 9g，甘草 6g。

【方歌】

川芎茶调有荆防，

辛芷薄荷甘草羌；

目昏鼻塞风攻上，

偏正头痛悉能康。

(2) 风热头痛

【治法】疏风清热。

【方药】方选芎芷石膏汤加减。

【组成】川芎 9g，白芷 9g，石膏 15g，羌活 12g，菊花 9g，藁本 9g，桑叶 9g，蔓荆子 9g。

【方歌】

芎芷石膏治头痛，

藁本羌活做使者；

更有菊花疏风热，

或渴或秘随证施。

(3) 风湿头痛

【治法】祛风胜湿。

【方药】方选羌活胜湿汤加减。

【组成】羌活 9g，独活 9g，川芎 9g，蔓荆子 9g，防风 9g，白芷 9g，细辛 5g，甘草 6g。

【方歌】

羌活胜湿草独芎，

蔓荆藁本加防风；

湿邪在表头腰痛，

发汗升阳经络通。

2.内伤

(1)肝阳头痛

【治法】平肝潜阳。

【方药】方选天麻钩藤饮加减。

【组成】天麻 12g，钩藤 12g，生石决明 15g，川牛膝 9g，桑寄生 9g，杜仲 9g，黄芩 9g，益母草 9g，夜交藤 12g，茯神 15g，山栀 9g，丹皮 9g。

【方歌】

> 天麻钩藤石决明，
> 栀杜寄生膝与芩；
> 交藤茯神益母草，
> 主治眩晕与耳鸣。

(2)肾虚头痛

【治法】养阴补肾。

【方药】方选大补元煎加减。

【组成】人参 9g，炒山药 20g，熟地黄 20g，杜仲 12g，川断 9g，枸杞子 15g，女贞子 15g，当归 15g，白芍 9g，山茱萸 15g，龟板 9g，炙甘草 6g。

【方歌】

> 大补元煎参熟地，
> 萸肉山药甘枸杞；
> 更有杜仲与当归，
> 补肾滋阴益元气。

(3)血虚头痛

【治法】养血为主。

【方药】方选加味四物汤加减。

【组成】当归 18g，生地 20g，白芍 12g，川芎 9g，蔓荆子 12g，菊花 12g，黄芪 30g，五味子 12g，远志 6g，甘草 6g。

【方歌】

> 四物归地芍与芎，
> 营血虚滞此方宗；
> 妇女发病凭加减，
> 临证之时可变通。

(4)痰浊头痛

【治法】化痰降逆。

【方药】方选半夏白术天麻汤加减。

【组成】半夏 9g，白术 15g，天麻 12g，陈皮 9g，茯苓 15g，白蒺藜 9g，蔓荆子 9g，生姜 3g，大枣 3 枚，甘草 6g。

【方歌】

> 半夏白术天麻汤，
> 苓草橘红枣生姜；
> 眩晕头痛风痰盛，
> 痰化风熄复正常。

(5) 瘀血头痛

【治法】活血化瘀。

【方药】方选通窍活血汤加减。

【组成】赤芍药 12g，川芎 10g，桃仁 9g，红花 9g，益母草 10g，白芷 10g，细辛 5g，全蝎(冲服)4g，蜈蚣(冲服)1 条，鲜姜 6g，大枣 3 枚。

【方歌】

> 通窍全凭好麝香，
> 桃仁大枣与葱姜；
> 川芎黄酒赤芍药，
> 表里通经第一方。

八、眩晕

眩是眼花，晕是头晕，二者常同时

并见,故统称为"眩晕"。

1.肝阳上亢证

【治法】平肝潜阳,滋养肝肾。

【方药】方选天麻钩藤饮加减。

【组成】天麻 10g,钩藤 10g,生石决明 15g,川牛膝 9g,桑寄生 9g,杜仲 12g,黄芩 9g,益母草 9g,夜交藤 9g,茯神 15g,川栀 9g,菊花 9g。

【方歌】

> 天麻钩藤石决明,
> 栀杜寄生膝与芩;
> 交藤茯神益母草,
> 主治眩晕与耳鸣。

2.气血亏虚证

【治法】补养气血,健运脾胃。

【方药】方选归脾汤加减。

【组成】党参 20g,黄芪 30g,白术 15g,茯神 15g,酸枣仁 15g,龙眼肉 10g,木香 9g,当归 18g,远志 9g,生姜 6g,炙甘草 6g,大枣 3 枚。

【方歌】

> 归脾汤用术参芪,
> 归草茯神远志齐;
> 酸枣木香龙眼肉,
> 煎加姜枣益心脾;
> 怔忡健忘俱可却,
> 肠风崩漏总能医。

3.肾精不足证

【治法】偏阴虚者,治以补肾滋阴;偏阳虚者,治以补肾助阳。

【方药】①方选补肾滋阴宜左归丸加减,药用熟地黄、山药、山茱萸、菟丝子、枸杞子、川牛膝、鹿角胶、龟版胶等。②补肾助阳宜右归丸加减,药用熟地黄、山药、山茱萸、杜仲、附子、菟丝子、枸杞子、肉桂、当归、鹿角胶等。

【组成】①熟地黄 20g,山药 20g,山茱萸 15g,杜仲 10g,菟丝子 10g,枸杞子 15g,川牛膝 9g,鹿角胶(烊化) 9g,龟板胶 9g。

②熟地黄 20g,山药 20g,山茱萸 15g,杜仲 10g,制附子(先煎)10g,菟丝子 12g,枸杞子 12g,肉桂 9g,巴戟天 9g,当归 15g,鹿角胶(烊化)9g。

【方歌】

左归饮:

> 左归饮用地药黄,
> 杞苓炙草一并齐;
> 煎汤养阴滋肾水,
> 既主腰酸又止遗。

右归饮:

> 减去龟胶予附杜,
> 加入甘草作汤服。

4.痰浊中阻证

【治法】燥湿祛痰,健脾和胃。

【方药】方选半夏白术天麻汤加减。

【组成】半夏 9g,白术 12g,天麻 9g,陈皮 9g,茯苓 15g,苡仁 20g,甘草 6g,生姜 6g,大枣 3 枚。

【方歌】

> 半夏白术天麻汤,
> 苓草橘红枣生姜;

眩晕头痛风痰盛,

痰化风熄复正常。

九、中风

中风又名卒中。本病是以猝然昏仆,不省人事,伴口眼歪斜,半身不遂,语言不利,或不经昏仆而仅以歪僻不遂为主症的一种疾病。

1.中经络

(1)络脉空虚,风邪入中

【治法】祛风、养血、通络。

【方药】方选大秦艽汤加减。

【组成】秦艽 12g,当归 12g,羌活 15g,防风 10g,白芷 10g,熟地黄 20g,茯苓 15g,石膏 12g,川芎 10g,白芍药 10g,独活 15g,黄芩 9g,生地黄 20g,白术 15g,细辛 5g,甘草 6g。

【方歌】

大秦艽汤羌独防,

芎芷辛苓二地黄;

石膏归芍苓术草,

养血祛风通治方。

(2)肝肾阴虚,风阳上扰

【治法】滋阴潜阳,熄风通络。

【方药】方选镇肝熄风汤加减。

【组成】怀牛膝 10g,生龙骨 30g,生白芍 10g,天冬 10g,麦芽 10g,生牡蛎 10g,玄参 12g,茵陈 12g,生龟板 10g,生赭石 15g,甘草 6g。

【方歌】

镇肝熄风芍天冬,

玄参龟板赭茵从;

龙牡麦芽膝草楝,

肝阳上亢能奏功。

2.中腑脏

(1)闭症

①阳闭。

【治法】清肝熄风,辛凉开窍。

【方药】先灌服局方至宝丹以心凉透窍;并用羚羊角汤加减以清肝熄风,育阴潜阳。

【组成一】至宝丹:朱砂、麝香、安息香、金银箔、犀角、牛黄、琥珀、雄黄、龙脑等。

【组成二】羚羊角汤加减:羚羊角 10g,龟板 10g,生地 20g,丹皮 9g,白芍 9g,柴胡 12g,薄荷(后下)6g,蝉衣 9g,菊花 12g,夏枯草 10g,石决明 15g,石菖蒲 9g。

【方歌】

至宝丹:

至宝朱珀麝息香,

雄玳犀角与牛黄,

金银两箔兼龙脑,

开窍清热解毒良。

羚羊角汤:

羚角龟板芍菊胡,

枯草决明蝉地黄;

薄荷丹皮一清散,

育阴潜阳急煎尝。

②阴闭。

【治法】豁痰熄风,辛温开窍。

【方药】方选苏合香丸。

【方歌】

苏合香丸麝息香，

木丁熏陆荜檀裹；

犀冰术沉诃香附，

再加龙脑温开方。

（2）脱证

【治法】益气回阳，救阴固脱。

【方药】方选参附汤加减。

【组成】人参 12g，熟附子（先煎）10g，麦冬 12g，五味子 12g，姜 6g，枣 3 枚。

【方歌】

又有参附合为剂，

回阳救脱挽危亡。

十、水肿

水肿是指体内水液潴留，泛滥肌肤，引起眼睑、头面、四肢、腹背甚至全身浮肿，严重者还伴有胸水和腹水等。

1.阳水

（1）风水泛滥证

【治法】疏风清热，宣肺行水。

【方药】方选越婢加术汤加减。

【组成】麻黄 6~9g，杏仁 9g，石膏 12g，防风 9g，白术 12g，茯苓 15g，泽泻 9g，车前子（包煎）9g，生姜 6g，甘草 6g，大枣 2 枚。

【方歌】

越婢汤中有石膏，

麻黄生姜加枣草；

风水恶风一身肿；

水道通调肿自消。

（2）湿毒浸淫证

【治法】宣肺解毒，利尿消肿。

【方药】方选麻黄连翘赤小豆汤合五味消毒饮加减。

【组成】麻黄 9g，杏仁 9g，桑白皮 12g，连翘 9g，赤小豆 9g，金银花 9g，野菊花 9g，蒲公英 12g，紫花地丁 9g，紫背天葵 9g。

【方歌】

麻黄连翘赤小豆，

宣肺解毒又消肿。

五味消毒饮：

五味消毒治诸疔，

银花野菊蒲公英。

紫花地丁天葵子，

煎加酒服效非轻。

（3）水湿浸渍证

【治法】健脾化湿，通阳利水。

【方药】胃苓汤合五皮饮加减。

【组成】白术 15g，茯苓 15g，苍术 9g，厚朴 9g，陈皮 9g，猪苓 9g，泽泻 9g，桂枝 9g，桑白皮 12g，陈皮 9g，大腹皮 9g，茯苓皮 9g，生姜皮 6g。

【方歌】

平胃散用朴陈皮，

苍术甘草四味齐，

燥湿宽胸消胀满，

调胃和中此方宜。

五苓散治太阳腑，

白术泽泻猪茯苓，

桂枝化气兼解表，

小便通利水饮逐。

平胃五苓合方用，

消积渗湿效突出。

五皮散用五般皮，

陈苓姜桑大腹齐，

或用五加去桑白，

脾虚腹胀颇相宜。

（4）湿热壅盛证

【治法】分利湿热。

【方药】方选疏凿饮子加减。

【组成】羌活 12g，秦艽 9g，大腹皮 9g，茯苓皮 9g，生姜 6g，泽泻 9g，木通 9g，椒目 5g，赤小豆 9g，商陆 9g，槟榔 9g。

【方歌】

疏凿饮子泻水方，

木通泽泻与槟榔，

羌艽苓腹椒商陆，

赤豆姜皮退肿良。

2.阴水

（1）脾阳虚衰证

【治法】温阳健脾，化气利水。

【方药】方选实脾饮加减。

【组成】干姜 12g，制附子 9g，草果仁 6g，白术 15g，茯苓 15g，生姜 6g，大枣 3 枚，大腹皮 9g，木瓜 12g，木香 9g，厚朴 9g，泽泻 9g，车前子（包煎）9g，炙甘草 6g。

【方歌】

实脾苓术与木瓜，

甘草木香大腹加，

草果附姜兼厚朴，

虚寒阴水效堪夸。

（2）肾阳衰微证

【治法】温肾助阳，化气行水。

【方药】方选济生肾气丸合真武汤加减。

【组成】制附子 9g，肉桂 9g，白术 12g，茯苓 15g，泽泻 9g，车前子（包煎）9g，生姜 6g，白芍 9g，牛膝 9g，巴戟 9g，仙灵脾 9g。

【方歌】

肾气丸补肾阳虚，

地黄山药及茱萸，

苓泽丹皮合桂附，

水中生火在温煦。

真武汤壮肾中阳，

苓芍术附加生姜，

少阴腹痛寒水聚，

悸眩润畅急煎尝。

十一、淋证

淋证是指小便频数短涩，滴沥刺痛，欲出未尽，小腹拘急，或痛引腰腹的病证。

1.热淋

【治法】清热利湿通淋。药用萹蓄、瞿麦、木通、车前子、滑石以通淋利湿，大黄、山栀、甘草梢以清热泻火。

【方药】八正散加减。

【组成】萹蓄 9g，瞿麦 9g，木通 9g，车前子(包煎)9g，滑石 20g，大黄 9g，山栀 9g，甘草梢 6g，蒲公英 12g，地丁 10g。

【方歌】

> 八正木通与车前，
> 萹蓄大黄栀滑研。
> 草梢瞿麦灯芯草，
> 湿热诸淋宜服煎。

2.石淋

【治法】清热利湿，通淋排石。

【方药】石苇散加减。

【组成】石苇 10g，冬葵子 10g，瞿麦 9g，滑石 20g，车前子 12g，金钱草 25g，海金沙(包煎)12g，鸡内金 9g，王不留行 9g，川牛膝 9g，青皮 9g，天台乌药 9g。

【方歌】

> 石苇散用葵瞿麦，
> 滑石车前通石淋。

3.气淋

【治法】实证宜利气疏导；虚证宜补中益气。

【方药】实证用沉香散加味，方中用沉香，橘皮利气；当归白芍柔肝；甘草清热；石苇、滑石、冬葵子、王不留行等利尿通淋。虚证用补中益气汤，以补益中气。

【组成】沉香(冲服)1.5g，橘皮 9g，青皮 9g，天台乌药 9g，香附 9g，当归 12g，白芍 10g，车前子(包煎)9g，石苇 10g，滑石 20g，冬葵子 10g，王不留行 10g，甘草 6g。

【方歌】

补中益气汤：

> 补中参草术归陈，
> 芪得升柴用更神；
> 劳倦内伤功独善，
> 气虚下陷亦堪珍。

沉香散：

> 沉香散将结石推，
> 橘皮白芍滑石飞；
> 甘草冬葵和石苇，
> 当归不留谁敢追。

4.血淋

【治法】实证宜清热通淋，凉血止血；虚证宜滋阴清热，补虚止血。

【方药】实证用小蓟饮子合导赤散。方中小蓟、生地、蒲黄、藕节凉血止血，木通、竹叶降心火、利小便；栀子清三焦之火；滑石利水通淋；当归引血归经，生甘草梢泻火而能走达茎中以止痛。虚证用知柏地黄丸。

【组成】小蓟 10g，生地 20g，蒲黄(包煎)10g，藕节 12g，白茅根 15g，木通 9g，竹叶 9g，栀子 9g，滑石 20g，当归 12g，生甘草梢 6g。

【方歌】

小蓟饮子：

> 小蓟饮子藕蒲黄，
> 木通滑石生地襄；

归草黑栀淡竹叶，

血淋热结服之康。

导赤散：

导赤生地与木通，

草梢竹叶四味通。

口糜淋痛小肠火，

引热渗入小便中。

知柏地黄丸：

六味地黄益肾肝，

山药丹泽萸苓掺；

再加知柏成八味，

阴虚火旺可煎餐。

5. 膏淋

【治法】实证宜清热利湿，分清泄浊；虚证宜补虚固涩。

【方药】①实证用程氏萆薢分清饮加减，方中用萆薢，菖蒲清利湿浊；黄柏、车前子清热利湿，白术、茯苓健脾除湿、莲子芯、丹参以清心活血通络等。②虚证用膏淋汤，方中党参、山药、地黄、芡实、龙骨、牡蛎、白芍等。

【组成】①程氏萆薢分清饮加减：萆薢 12g，菖蒲 10g，黄柏 9g，车前子（包煎）9g，白术 15g，茯苓 15g，莲子芯 3g，丹皮 9g，灯心 6g。

②膏淋汤：党参 15g，山药 2g，地黄 2g，芡实 9g，龙骨 30g，牡蛎 30g，白芍 10g，莲子心 3g，炙甘草 6g。

【方歌】

程氏萆薢分清饮，

黄柏茯苓术菖蒲；

莲子丹参及车前，

湿热淋浊宜早图。

6. 劳淋

【治法】健脾益肾。

【方药】无比山药丸加减。方中山药、茯苓、泽泻健脾利湿；熟地、山茱萸、巴戟天、菟丝子、杜仲、牛膝、五味子、苁蓉以益肾固涩。

【组成】党参 15g，炙黄芪 30g，山药 20g，茯苓 15g，泽泻 9g，熟地 20g，山茱萸 12g，巴戟天 10g，菟丝子 10g，杜仲 10g，牛膝 9g，五味子 10g，苁蓉 10g，金樱子 9g，煅牡蛎 30g。

【方歌】

无比山药山茱萸，

菟丝石脂五味地；

杜仲苁蓉巴戟天，

茯神泽泻见牛膝。

十二、腰痛

腰痛是指以腰部疼痛为主要症状的一类病证，可表现在腰部的一侧或两侧。

1. 寒湿腰痛

【治法】散寒行湿，温经通络。

【方药】甘姜苓术汤加味。

【组成】干姜 12g，桂枝 9g，茯苓 15g，白术 15g，杜仲 12g，寄生 12g，续断 9g，炙甘草 9g。

【方歌】

甘姜苓术汤温经，

加味通络寒湿行。

2.湿热腰痛

【治法】清热利湿,舒筋止痛。

【方药】四妙丸加减。方中苍术苦温燥湿;黄柏苦寒清下焦之热;配薏苡仁清利湿热;再以牛膝通利筋脉,引药下行,兼能强壮腰膝。

【组成】苍术9g,黄柏9g,薏苡20g,牛膝9g,木瓜9g,络石藤9g。

【方歌】

二妙散中苍柏兼,

若云三妙牛膝添;

痿痹足疾堪多服,

湿热得消病自蠲。

3.瘀血腰痛

【治法】活血化瘀,理气止痛。

【方药】身痛逐瘀汤加减,方中用当归、川芎、桃仁、红花,活血化瘀;没药、五灵脂消肿定痛并增强祛瘀之力;香附行气以止血,牛膝引瘀血下行并能强壮腰膝。

【组成】当归15g,川芎10g,桃仁10g,红花10g,没药9g,五灵脂9g,香附12g,牛膝9g,土鳖虫9g,地龙9g。

【方歌】

身痛逐瘀桃归芎,

脂芃附羌与地龙;

牛膝红花没药草,

通络止痛力量雄。

4.肾虚腰痛

【治法】偏阳虚者,宜温补肾阳;偏阴虚者,宜滋补肾阴。

【方药】①偏阳虚者以右归丸为主方温养命门之火。方中用熟地、山药、山萸肉、枸杞子,培补肾精,是为阴中求阳之用。杜仲强腰益精;菟丝子补益肝肾;当归补血行血。②偏阴虚者以左归丸为主方,方中用地黄、枸杞、山萸肉、龟板胶以填补肾阴;配菟丝子、鹿角胶、牛膝以温肾壮腰,肾得滋养则虚痛可除。

【组成】①右归丸加减:熟地20g,山药20g,山萸肉15g,枸杞子15g,肉桂9g,制附子(先煎)9g,鹿角胶(烊化)9g,杜仲12g,菟丝子10g,当归15g。

②左归丸加减:熟地黄20g,枸杞15g,山萸肉15g,山药20g,龟板胶(烊化)9g,菟丝子9g,鹿角胶(烊化)9g,牛膝9g。

【方歌】

右归丸:

右归丸中地附桂,

山药茱萸菟丝归;

杜仲鹿胶枸杞子,

益火之源此方魁。

左归丸:

左归丸内山药地、

萸肉枸杞与牛膝;

菟丝龟鹿二胶合,

壮水之主方第一。

十三、消渴

是以多饮、多食、多尿、身体消瘦，或尿浊、尿有甜味为特征的病症。

1.上消——肺热津伤证

【治法】清热润肺，生津止渴。

【方药】消渴方加味。方中重用花粉以生津清热，佐黄连清热降火；生地黄、藕汁等养阴增液。

【组成】花粉15g，葛根20g，麦冬10g，黄连6g，生地黄20g，藕汁10g。

【方歌】

> 消渴方中花粉连，
> 藕汁地汁牛乳研；
> 或加姜蜜为膏服，
> 泻火生津益血痊。

2.中消——胃热炽盛证

【治法】清胃泻火，养阴增液。

【方药】玉女煎加黄连、栀子。方中用石膏、知母清肺胃之热；生地黄、麦冬益肺胃之阴；黄连、栀子清热泻火；牛膝引热下行。

【组成】石膏15g，知母10g，生地黄20g，玄参15g，麦冬10g，黄连6g，栀子12g，牛膝9g。

【方歌】

> 玉女煎用熟地黄，
> 膏知牛膝麦冬襄；
> 肾虚胃火相为病，
> 牙痛齿衄宜煎尝。

3.下消

（1）肾阴亏虚

【治法】滋阴固肾。

【方药】六味地黄丸加减。方中山药、萸肉用量宜大，因山药能养脾阴而摄精微，萸肉能固肾益精，不使水谷精微下注。

【组成】山药20g，枸杞子15g，五味子12g，山药20g，茯苓15g，泽泻9g，丹皮9g，山萸肉15g。

【方歌】

> 六味地黄益肾肝，
> 山药丹泽萸苓掺。

（2）阴阳两虚

【治法】温阳滋肾固摄。

【方药】《金匮》肾气丸加减。方用附子、肉桂以温补肾阳；六味地黄丸以调补肾阴。

【组成】制附子（先煎）10g，肉桂10g，熟地20g，山萸肉15g，枸杞子15g，五味子12g，山药20g，茯苓15g。

【方歌】

> 肾气丸补肾阳虚，
> 地黄山药及茱萸；
> 苓泽丹皮合桂附，
> 水中生火在温煦。

十四、痹证

痹证是由于风、寒、湿、热等外邪侵袭人体，痹阻经络，气血运行不畅所导致，以肌肉、筋骨、关节发生酸痛、麻木、重着、屈伸不利,甚或关节肿大灼热等为主要临床表现的病症。

1.风寒湿痹

(1)行痹

【治法】祛风通络,散寒除湿。

【方药】防风汤加减。方中以防风、麻黄祛风散寒;当归、秦艽、肉桂、葛根活血通络,解肌止痛,并有治风先治血,血行风自灭之意,茯苓健脾渗湿,姜、枣、甘草和中调营。

【组成】防风12g,麻黄9g,当归15g,秦艽9g,肉桂9g,葛根15g,茯苓15g,生姜6g,大枣2枚,甘草6g。

【方歌】

> 防风汤用甘草归,
> 杏仁桂枝与赤苓,
> 秦苓葛根麻黄配,
> 风湿痹痛此方施。

(2)痛痹

【治法】温经散寒,祛风除湿。

【方药】乌头汤加减。方中以制川乌、麻黄温经散寒,除湿止痛,芍药、甘草缓急止痛;黄芪益气固表,并能利血通痹。

【组成】制川乌9g,麻黄9g,干姜12g,桂枝9g,细辛5g,当归12g,芍药12g,黄芪30g,甘草6g。

【方歌】

> 金匮要略乌头汤,
> 麻芍芪草合成方;
> 温经散寒治痹证,

疏风除湿用之良。

(3)着痹

【治法】除湿通络,祛风散寒。

【方药】薏苡仁汤加减。方中用薏苡仁、苍术健脾除湿;羌活、独活、防风祛风胜湿。制川乌、麻黄、桂枝温经散寒除湿;当归、川芎养血活血;生姜、甘草健脾和中。

【组成】薏苡仁20g,苍术10g,羌活15g,独活15g,防风10g,制川乌9g,麻黄9g,桂枝9g,当归15g,川芎9g,生姜6g,甘草6g。

【方歌】

> 薏苡仁汤重除湿,
> 二活防术不得迟;
> 甘姜麻桂非解表,
> 芎归川乌痛定之。

2.风湿热痹

【治法】清热通络,祛风除湿

【方药】白虎桂枝汤加味。方中以白虎汤清热除烦,养胃生津,桂枝疏风通络。

【组成】生石膏15g,知母9g,连翘9g,桂枝9g,防己9g,杏仁9g,薏苡仁20g,滑石(包煎)20g,赤小豆9g,蚕砂9g。

【方歌】

> 白虎汤清气分热,
> 石膏知母草米协。

十五、虚劳

虚劳又称虚损,是由多种原因所致的,以脏腑亏损,气血阴阳不足为主要病机的多种慢性衰弱证候的总称。

1.气虚

(1)肺气虚证

【治法】补益肺气。

【方药】补肺汤加减。本方以人参、黄芪益气固表;因肺气根于肾,故以熟地、五味子益肾固元敛肺;桑白皮、紫菀清肃肺气。

【组成】人参 10g,黄芪 30g,沙参 12g,熟地 20g,五味子 15g,桑白皮 12g,紫菀 9g,百合 15g。

【方歌】

补肺汤用地参芪,

紫菀五味桑白皮;

久咳无力脉虚弱,

金水相生病自离。

(2)脾气虚证

【治法】健脾益气。

【方药】加味四君子汤加减。方中以人参、黄芪、白术、甘草益气健脾;茯苓、扁豆健脾化湿。

【组成】人参 10g,黄芪 30g,白术 15g,茯苓 15g,扁豆 10g,甘草 6g。

【方歌】

四君子汤中和义,

参术茯苓甘草比。

2.血虚

(1)心血虚证

【治法】养血安神。

【方药】养心汤加减。方中以人参、黄芪、茯苓、甘草益气以生血;当归、川芎、五味子、柏子仁、枣仁、远志养血安神;肉桂、半夏曲温中健脾,以助气血之生化。

【组成】人参 10g,黄芪 30g,茯苓 15g,当归 18g,川芎 9g,五味子 15g,柏子仁 9g,枣仁 12g,远志 9g,肉桂 6g,半夏曲 9g,甘草 6g。

【方歌】

养心汤用草芪参,

二茯芎归柏子等;

夏曲远志兼桂味,

再加酸枣总宁心。

(2)肝血虚证

【治法】补血养肝。

【方药】四物汤加味。

【组成】熟地 20g,当归 18g,芍药 9g,川芎 9g,黄芪 30g,党参 20g,白术 15g,制首乌 15g,枸杞子 15g,鸡血藤 15g。

【方歌】

四物归地芍与芎,

营血虚滞此方通;

妇女经病凭加减,

临证之时可变通。

3.阴虚

(1)肺阴虚证

【治法】养阴润肺。

【方药】沙参麦冬汤加减。方中以沙参、麦冬、玉竹滋养肺阴；天花粉、桑叶、甘草清热润燥。

【组成】沙参12g，麦冬10g，玉竹9g，天花粉12g，桑叶9g，甘草6g。

【方歌】
> 养阴清肺是妙方，
> 玄参草芍冬地黄；
> 薄荷贝母丹皮入，
> 时疫白喉急煎尝。

(2)心阴虚证

【治法】滋阴养心。

【方药】天王补心丹加减。方中以生地、玄参、麦冬、天冬养阴清热；人参、茯苓、五味子、当归益气养血；丹参、柏子仁、枣仁、远志养心安神；桔梗载药上行。

【组成】生地20g，玄参12g，麦冬10g，天冬10g，人参9g，茯苓15g，五味子12g，当归15g，丹参15g，柏子仁10g，枣仁12g，远志10g，桔梗6g。

【方歌】
> 补心丹用柏枣仁，
> 二冬生地与归身；
> 三参桔梗朱砂味，
> 远志茯苓共养神；
> 或加菖蒲去五味，
> 心气开通肾气升。

(3)脾胃阴虚证

【治法】养阴和胃。

【方药】益胃汤加减。方中以沙参、麦冬、生地、玉竹滋阴养液；配伍冰糖养胃和中。

【组成】沙参12g，麦冬12g，生地20g，玉竹9g，白芍9g，乌梅15g，谷芽9g，鸡内金9g，玫瑰花9g，甘草6g。

【方歌】
> 玉帝买沙糖（玉竹、生地、麦冬、沙参、冰糖）。

(4)肝阴虚证

【治法】滋养肝阴。

【方药】补肝汤加减。方中以四物汤养血润肝；配以木瓜，甘草酸甘化阴，麦冬、枣仁滋阴养肝。

【组成】生地20g，当归15g，芍药9g，川芎9g，木瓜12g，麦冬10g，酸枣仁12g，山茱萸15g，制首乌15g，甘草6g。

【方歌】
> 补肝汤用番木瓜，
> 麻木拘挛头昏花；
> 麦冬枣仁甘草炙，
> 四物补血根基扎。

(5)肾阴虚证

【治法】滋补肾阴。

【方药】左归丸加减。方中以熟地、枸杞、山药、龟板胶、牛膝滋补肾阴；山茱萸、菟丝子、鹿角胶补肾添精。

【组成】熟地20g，枸杞15g，山药20g，龟板胶(烊化)9g，牛膝9g，山茱萸12g，菟丝子12g，鹿角胶(烊化)9g。

【方歌】

左归丸内山药地，

萸肉枸杞与牛膝；

菟丝龟鹿二胶合，

壮水之主方第一。

4.阳虚

(1)心阳虚证

【治法】益气温阳。

【方药】拯阳理劳汤。本方由人参、黄芪、五味子、甘草补益心气；肉桂、生姜温通心阳；白术、陈皮、当归、大枣健脾养血。

【组成】人参9g，黄芪30g，五味子12g，肉桂6g，白术15g，陈皮9g，当归15g，大枣3枚，生姜6g，甘草6g。

【方歌】

阳虚里寒为征象，

心用拯阳理劳汤；

附子理中温脾土，

右归丸方复肾阳。

(2)脾阳虚证

【治法】温中健脾。

【方药】附子理中丸加减。方中以人参、白术、甘草益气健脾、燥湿和中；干姜、附子温中祛寒。

【组成】人参9g，白术15g，干姜12g，制附子(先煎)9g，高良姜9g，香附9g，吴茱萸9g，甘草6g。

【方歌】

理中丸主温中阳，

人参甘草术干姜；

呕哕腹痛阴寒盛，

再加附子更扶阳。

(3)肾阳虚证

【治法】温补肾阳，兼养精血。

【方药】右归丸加减。方用附子、肉桂温补肾阳；杜仲、山茱萸、菟丝子、鹿角胶补益肾气，熟地、山药、枸杞、当归补益精血，滋阴以助阳。

【组成】制附子(先煎)9g，肉桂9g，杜仲12g，山茱萸12g，菟丝子9g，鹿角胶(烊化)9g，熟地20g，山药20g，枸杞12g，当归15g。

【方歌】

右归丸中地附桂，

山药茱萸菟丝归；

杜仲鹿胶枸杞子，

益火之源此方魁。

附：定西市中医院专科验方

黄芪桂枝四藤汤

【组成】炙黄芪30g，桂枝9g，青风藤15g，鸡血藤15g，海风藤12g，络石藤12g，当归18g，党参15g，白术15g，白芍12g，羌活15g，独活15g，威灵仙15g，秦艽12g，甘草6g。

【用法】水煎服，两次煎取400ml，每日1剂，早晚温服，15天为1疗程。

【功效】益气养血，活血通络。

【主治】产后痹，即产后风，证属气血两虚型。

【加减】偏寒盛者,加制附片、干姜;若肿胀沉重者,加防己、蚕砂;麻木较甚者,加海桐皮、豨莶草;胃脘痞闷,不思饮食者,加砂仁、焦楂;周身关节筋脉挛急、麻木者,加伸筋草、木瓜;易汗出者,加煅龙骨、煅牡蛎、浮小麦。

【方歌】

> 黄芪桂枝四藤汤,
>
> 青鸡海络归灵仙;
>
> 参术羌独秦芍草,
>
> 产后痹证服此康。

【按语】要考虑产后瘀血未尽,血运不畅,极易致瘀,可酌加元胡、丹参等活血化瘀之品,以祛瘀通络止痛。另外要起居有常,劳逸适度,忌贪凉饮冷,洗浴要用温水,切勿汗出当风,有利于疾病的康复

(定西市名中医、定西市中医院副主任医师王福林验方)

二乌桂仙汤

【组成】制川乌(先煎)6~9g,制草乌(先煎)6g,桂枝12g,威灵仙10g,秦艽10g,细辛6g,当归15g,独活15g,青风藤15g,乌梢蛇10g,松节15g,白芍15~25g,生甘草9g。

【用法】水煎服,两次煎取400ml,每日1剂,早晚温服。

【功效】温经散寒,祛湿通络。

【主治】寒湿型顽痹,如风湿性关节炎、类风湿性关节炎等。症见关节晨僵、肿痛,活动时加重,痛有定处,畏寒怕冷,关节局部发凉,舌淡或暗红,苔白或白腻,脉浮紧或沉缓。

【加减】寒偏重者加制附片(先煎)9~12g、干姜12g;湿偏盛加苍术12g、薏米30g;气虚加黄芪30g、党参15g;血虚加鸡血藤20g;痛甚加元胡15g、制没药9g;久痹关节肿大加炒山甲9g、全蝎6~9g;病在上加羌活15g、姜黄12g;病在下加牛膝9g、木瓜9g。

【方歌】

> 二乌桂仙归秦艽,
>
> 独活松节细辛芍;
>
> 乌蛇青藤生甘草,
>
> 寒湿痹证诸症消。

【按语】方中川草乌临床应从小剂量开始,逐渐加量,或配生甘草先煎,以减其毒性。

(定西市名中医、定西市中医院副主任医师王福林验方)

健脾补肾汤

【组成】生黄芪30g,党参30g,茯苓15g,炒白术10g,山药10g,山萸肉10g,枸杞子10g,菟丝子10g,旱莲草15g,女贞子15g,川续断15g,杜仲10g,生薏苡仁24g,怀牛膝15g。

【用法】每日1剂,水煎两次各取汁300ml,分两次服用。

【功效】益气健脾,补肾填精。

【主治】慢性肾小球肾炎,证属脾

肾两虚型。

【方歌】

> 参芪茯苓与白术,
> 二山二至薏仁黄;
> 续仲枸杞怀牛膝,
> 益气健脾补肾强。

(定西市中医院副主任医师姚志毅验方)

调经汤

【组成】香附 10g,元胡 10g,丹参 10g,川芎 10g,当归 10g,益母草 15g,台乌药 10g,厚朴 6g,茯苓 10g,炮姜 5g,广木香 6g,川楝子 6g,柴胡 9g,炙甘草 6g。

【用法】每日 1 剂,水煎两次各取汁 300ml,分两次服用。

【功效】疏肝理气,活血调经。

【主治】月经不调,痛经,月经先期、后期、先后不定期,经行不畅,经多或经少。

【加减】血流不畅,加红花 6g、炒王不留 9g、赤芍 9g、丹皮 9g;经行发热,加丹皮 10g、生地 10g;经行腹部冷痛,加吴茱萸 6g、肉桂 6g;经行白带增多,加桂枝 10g、鹿角霜 6~10g;经行有黑紫血块,加三七 6g。

【方歌】

> 调经理气又活血,
> 香附元胡楝郁柴;
> 归芎丹参活血好,
> 台乌木香厚朴齐;
> 再加桂枝暖胞宫,
> 乳胀通络王不留;
> 经行有热生地丹,
> 涩滞不畅红花瘥。

(定西市中医院副主任医师王世才验方)

萎胃饮

【组成】砂仁 10g,吴茱萸 10g,枳壳 10g,佛手 10g,香橼皮 15g,陈皮 10g,元胡 15g,白芍 10g,生姜 10g。

【用法】水煎服,两次煎取 400ml,每日 1 剂,早晚温服。

【功效】温胃健脾,理气止痛。

【主治】萎缩性胃炎。症见胃痛、胃胀、乏力,舌淡苔白,脉沉细或沉数,久治不愈者。

【加减】胃酸者加煅瓦楞子、海螵蛸。

【方歌】

> 萎胃饮用砂吴萸,
> 枳壳佛手姜元胡;
> 陈皮白芍香橼皮,
> 胃痛胃胀有奇功。

(定西市中医院副主任医师袁雄验方)

开 胃 汤

【组成】佛手、砂仁、党参、白术、茯苓、陈皮、法半夏、焦山楂、炒麦芽、神曲、甘草。

【用法】水煎服,两次煎取100~300ml,每日1剂,早晚温服。

【功效】运脾开胃,消食化积。

【主治】小儿厌食证。

【加减】脘腹胀满加厚朴理气宽中;苔白腻加佩兰以燥湿醒脾;大便偏干加莱菔子以消滞通便;大便偏稀加炒山药、薏米仁以健脾祛湿。

【方歌】

> 小儿厌食开胃汤,
> 佛砂六君三仙藏,
> 运脾开胃效果好,
> 脾胃阴虚不能尝。

(定西市中医院副主任医师许晓莉验方)

临 洮 县

一、风热感冒

【症状】咽痛,口干,发热微恶寒,唇红,咽红,脉浮数,有汗。

【方药】银花12g,连翘10g,竹叶5g,薄荷10g,牛蒡子12g,荆芥9g,甘草6g,桔梗5g,芦根12g,豆豉9g。

【方歌】

> 银翘散用桔梗翘,
> 杏仁甘草薄荷绕。
> 芦根为引轻清剂,
> 风温咳嗽服即消。

二、风寒感冒

【症状】发热轻,恶寒重,全身疼痛,四肢无力等。

【方药】荆芥10g,防风10g,羌活10g,独活10g,柴胡10g,前胡10g,川芎10g,枳壳10g,茯苓10g,桔梗10g,生甘草6g。

【方歌】

> 荆防败毒草苓芎,
> 羌独柴前桔梗同。
> 温疫伤寒嗓口痢,
> 驱邪扶正有奇功。

三、妇科病

【症状】白带多,小腹痛,腰痛,大便干,小便频,舌淡白,脉沉迟。

【方药】云苓10g,猪苓10g,泽泻9g,车前子10g,茵陈10g,丹皮9g,赤芍10g,牛膝9g,生栀子10g。

【方歌】

> 完带汤中二术商,
> 芍草柴陈芥穗囊。
> 人参山药车前子,
> 脾虚带下是妙方。

四、胃炎

【症状】发热恶寒,上腹痛,泛酸,呕吐,舌薄白,脉浮缓。

【方药】柴胡 15g，黄芩 9g，半夏 9g，党参 10g，桂枝 9g，白芍 10g，生姜 6g，大枣 4 枚，炙甘草 9g。

【方歌】

　　小柴胡汤和解方，
　　半夏参草姜枣藏。
　　更用芍苓再加减，
　　少阳寒热用之良。

五、小儿消化不良

【症状】消瘦，发结穗，食少便干，夜间发惊，哭闹，口疮，舌红。

【方药】党参 6g，白术 6g，天麻 5g，胆南星 3g，半夏 5g，橘红 6g，甘草 3g，僵蚕 3g，全蝎 1g，云苓 5g。

【方歌】

　　四君益气健脾方，
　　更兼麻星夏蝎僵。
　　橘红化痰又理气，
　　小儿消化用之良。

六、泌尿系感染

【症状】血尿，浮肿，腰痛，头痛，舌红，脉数。

【方药】小蓟 9g，当归 10g，生地 10g，生蒲黄 10g，竹叶 5g，连翘 10g，银花 10g，生栀子 12g，猪苓 10g，白茅根 10g，白花蛇舌草 15g。

【方歌】

　　小蓟饮子藕蒲英，
　　木通滑石生地黄。
　　归草山栀续竹叶，
　　血淋热结常用方。

七、气管炎

【症状】感冒，咳嗽，身痛无汗，舌苔薄白，脉浮紧。

【方药】麻黄 5g，桂枝 9g，白芍 10g，五味子 5g，细辛 5g，干姜 5g，半夏 10g，炙甘草 9g。

【方歌】

　　小青龙治痰饮证，
　　麻桂干姜芍草同。
　　更有夏辛兼五味，
　　温阳化饮此方宏。

八、脾胃虚寒证

【症状】胃脘疼痛，消化不良，少气懒言，纳差等。

【方药】黄芪 30g，木香 10g，桂枝 10g，砂仁 10g，丹参 10g，白术 15g，莪术 12g，生姜 10g，干姜 10g，炙甘草 10g，炒白芍 30g，大枣 4 枚。

【方歌】

　　黄芪建中芍药多，
　　桂枝甘草姜枣和。
　　更加饴糖补中气，
　　虚劳腹痛起沉疴。

九、寒湿证

【症状】外感风寒，内有食滞，舌苔厚腻少。

【方药】藿香 10g，紫苏 10g，白芷 10g，半夏 10g，陈皮 10g，厚朴 10g，茯苓 15g，白术 10g，桔梗 10g，甘草 6g，生姜 6g。

【方歌】

　　藿香正气腹皮苏,

　　甘桔陈苓芷术补。

　　夏曲加入姜枣煎,

　　外寒内湿均能除。

十、湿热证

【症状】咽痛,发热,喘咳等。

【方药】葛根 20g,黄芩 10g,黄连 10g,黄柏 10g,甘草 6g,蒲公英 20g。

【方歌】

　　葛根黄芩黄连汤,

　　甘草四味共煎尝,

　　身热下痢兼口渴,

　　解肌清热此方良。

陇　西　县

一、桃朴汤

【组成】桃仁 10g,厚朴 10g,木香 10g,黄连 6g,玉片 6g,焦楂 18g,车前子 10g,白芍 10g,甘草 6g。

【用法】上 9 味,以凉开水 600 毫升,浸泡 20 分钟,置文火煎 30 分钟,滤取药汁 200 毫升,再煎第二遍滤取药汁 200 毫升,兑匀分 2 次温服,每日 1 剂。病重者日服 3 次。

【功效】行血祛瘀、调气导滞、清热利湿。

【主治】湿热痢疾。发热,腹痛里急后重,便下脓血,赤白相间,肛门灼热,恶心,舌质红,苔黄腻,脉滑数。

【方歌】

　　桃朴汤方杨氏拟,

　　木香黄连焦楂玉,

　　白芍甘草车前子,

　　急煎善治湿热痢。

(已故陇西名老中医,原县第一医院中医师杨丹山先生验方)

二、抑萎养胃饮

【组成】太子参 12g,白术 12g,淮山药 15g,茯苓 15g,佛手 9g,甘松 9g,当归 9g,丹参 12g,山楂 15g,麦芽 15g,黄连 6g,蒲公英 12g,炙甘草 6g。

【用法】上 11 味,以凉开水 800 毫升,浸泡 20 分钟,置文火煎 30 分钟,滤取药汁 200 毫升,再煎第二遍滤取药汁 200 毫升,兑匀分 2 次温服,每日 1 剂。

【功效】健脾益气,化瘀清热,抑萎养胃。

【主治】胃痞(慢性萎缩性胃炎)、脾虚胃弱、气机阻滞、瘀热毒邪伤胃,证见胃脘痞胀、隐隐作痛、面黄消瘦、气短乏力、嗳气心烦、口干口苦,舌质偏红、苔薄黄或舌红少苔,脉弦细数。

【方歌】

　　抑萎养胃用太子,

　　甘松苓佛山药术,

　　归参楂麦连蒲草,

　　胃痞辨治效力著。

（定西市名中医、陇西县中医医院副主任医师杨维平验方）

三、三金芍药汤

【组成】金钱草 15~20g，海金砂（包煎）10~15g，鸡内金 10g，白芍 15~30g，甘草 6g，当归 10g，茯苓 10g，炒白术 10g，泽泻 10g，川芎 12g，蒲公英 10~15g，连翘 10~15g，川牛膝 10g。

【用法】冷水煎两遍取汁 400ml，早晚温服。

【功效】利尿，通淋，排石，止痛。

【主治】主要用于泌尿系结石患者。

【方歌】

三金芍药归草芎，

茯苓白术蒲翘牛，

利尿通淋兼止痛，

尿系结石服之康。

（陇西县中医院副主任医师吕贵明验方）

四、软肝煎

【组成】蛰虫 9g，大黄 6~9g，桃仁 9g，鳖甲 10g，穿山甲（冲）3~5g，人参 10~15g，炒白术 10g，茯苓 12g，猪苓 10g，赤小豆 10~15g，黄芪 10~20g，当归 10g，茵陈 12~15g，焦山栀 10g，大腹皮 12g，柴胡 6~9g，炙甘草 6g。

【用法】水煎两遍取汁 400ml，早晚温服。

【功效】活血，解毒，利水。

【主治】治肝硬化。

【方歌】

肝桃二鳖穿大黄，

四君赤豆黄芪裹，

猪归腹皮茵栀齐，

解毒活血治硬化。

（陇西县中医院副主任医师吕贵明验方）

五、龙黄泻肝除湿汤

【组成】龙胆草 15g，栀子 12g，黄芩 12g，柴胡 12g，生地 12g，泽泻 12g，当归 12g，木通 12g，乳香 9g，没药 9g，生甘草 3g。

【用法】水煎服，煎取 400ml，每日 1 剂，早晚温服。

【功效】泻肝胆实火，除下焦湿热。

【主治】用于湿疹，丹毒，足癣，接触性皮炎，主要用于缠腰瘤。

【方歌】

龙黄泻肝除湿汤，

陈栀黄柴巧意长，

生泽归通兼乳没，

胆苦泻肝除湿忙。

（陇西县中医院副主任医师毛继元验方）

六、苦银地肤汤

【组成】苦参 60g，蛇床子 30g，白芷 15g，银花 30g，葛花 60g，黄柏 15g，

地肤子 15g,白藓皮 15g,地龙 12g。

【用法】水煎去渣外用,临用时可加猪胆 3~4 枚。

【功效】祛风除湿,杀虫止痒。

【主治】用于各种瘙痒性皮肤病。

【方歌】

> 自拟苦银地肤汤,
> 苦参蛇床地龙长,
> 白银葛花地肤子,
> 黄柏藓皮止痒忙。

(陇西县中医院副主任医师毛继元验方)

七、舒肩宣痹汤

【组成】鸡血藤 30g,桂枝 15g,片姜黄 12g,川芎 10g,当归 10g,地龙 10g,黄芪 20g,防风 12g,秦艽 10g,桑枝 6g,没药 10g,木瓜 10g,赤芍 10g,甘草 7g。

【用法】水煎服,煎取 400ml,每日 1 剂,早晚温服。

【功效】舒筋通络,宣痹止痛。

【主治】漏肩风及颈椎病引起的上肢麻木疼痛等证。

【方歌】

> 舒肩宣痹桂枝芍,
> 归芎地黄秦没药,
> 鸡血片姜木瓜草,
> 防风桑枝痹痛消。

(定西市名中医、陇西县中医院副主任医师李世忠验方)

八、滋肾蠲痹汤

【组成】熟地 20g,山萸肉 15g,山药 15g,川断 10g,威灵仙 10g,地龙 10g,独活 12g,桂枝 15g,白芍 20g,甘草 9g,鸡血藤 30g,桑枝 6g,薏苡仁 12g。

【用法】水煎服,煎取 400ml,每日 1 剂,早晚温服。

【功效】滋肾蠲痹,通络止痛。

【主治】中老年腰腿疼痛,偏肾虚者。

【方歌】

> 滋肾蠲痹归断芍,
> 地龙灵枝桑独草,
> 三补薏仁田七藤,
> 通络止疼疾痛康。

(定西市名中医、陇西县中医院副主任医师李世忠验方)

九、桑麻钩藤饮

【组成】桑叶 6g,黑芝麻 30g,钩藤 20g,牛膝 15g,玄参 15g,天麦冬各 15g,山药 20g,茯苓 12g,石决明 20g,天麻 6g,白芍 18g,三七 3g,甘草 6g。

【用法】水煎服,煎取 400ml,每日 1 剂,早晚温服。

【功效】滋阴补肾,平肝潜阳。

【主治】肝肾阴虚。头晕目眩,腰膝酸软,舌淡而干,脉弦而细。原发性高血压、脑梗塞。

【方歌】

桑麻钩藤石决明，

天麦玄药草茯膝，

三七天麻白芍等，

滋阴熄风血压平。

（定西市名中医、陇西县中医院副主任医师李政验方）

十、宣痹汤

【组成】瓜蒌 15g，薤白 15g，半夏 9g，枳实 9g，元胡 15g，苏梗 10g，丹参 20g，川芎 10g，当归 9g，红花 9g，三七 3g，甘草 6g。

【用法】水煎服，煎取 400ml，每日 1 剂，早晚温服。

【功效】宣痹通阳，活血通络。

【主治】阳虚血瘀之胸痹证。冠心病、心绞痛。

【方歌】

宣痹通阳蒌薤白，

半枳胡苏芎丹参，

红花缘上当归草，

胸痹诸证喜康复。

（定西市名中医、陇西县中医院副主任医师李政验方）

十一、乳房肿块方

【组成】柴胡 12g，青皮 8g，皂角刺 15g，海藻 15g，昆布 15g，王不留行 8g，瓜蒌 15g，蒲公英 10g，连翘 10g，橘核 9g，川楝子 9g，赤芍 10g。

【用法】水煎服，煎取 400ml，每日 1 剂，早晚温服。

【功效】疏肝清热，软坚散结。

【主治】乳癖。一侧或两侧乳房有肿块。

【方歌】

柴青皂角刺，昆藻蒲翘核，

川楝王留等，乳块清散消。

（定西市名中医、陇西县中医院副主任医师包凡华验方）

十二、止痒方

【组成】蒲公英 18g，蛇床子 20g，苦参 20g，黄柏 15g，生百部 20g，地肤子 15g，土茯苓 18g，冰片（后下）8g，枯矾（后下）8g。

【用法】冷水煎，先熏后洗，一天 1 次。

【功效】清热燥湿，止痒。

【主治】各种阴道炎引起的外阴瘙痒。

【方歌】

公英蛇床地肤子，

苦柏百部土茯苓，

后下苦矾与冰片，

外阴瘙痒用之爽。

（定西市名中医、陇西县中医院副主任医师包凡华验方）

通 渭 县

1.新农合 政策好 看病易 花钱少 在农村 杂病少 中草药 用最好

2.小儿病 易积食 异功散 稍加味[1] 消化不良佝偻病 桂枝龙骨牡蛎汤[2] 吃几服 不哭了 吃饭了 佝偻病 好转了

【基本处方】

[1] 党参 6g,白术 6g,茯苓 4g,炒山药 6g,生姜 4g,砂仁 4g,炒麦芽 4g,炙草 4g。

[2] 桂枝 3g,龙骨 6g,牡蛎 6g,炙草 3g。

3.感冒病 最常见 有咳嗽 有咽痛 流清涕 打喷嚏 早治疗 不耽误 三两服 就痊愈 败毒散[3] 稍变化 成人服 二三剂 小儿用 量减半

【基本处方】

[3] 防风 10g,桔梗 6g,枳壳 6g,云苓 10g,陈皮 6g,生姜 10g,丹皮 10g,柴胡 12g,炙草 10g。

热感冒 咽最痛 发高热 有名方 麻杏石膏甘草汤[4]

【基本处方】

[4] 麻黄 9g,杏仁 9g,石膏 40g,甘草 9g,板蓝根 15g,金银花 12g。

咳嗽病 分寒热 小青龙[5] 治寒咳

【基本处方】

[5] 桂枝 9g,白芍 9g,麻黄 9g,干姜 9g,细辛 3g,半夏 12g,五味子 12g,炙草 9g。

热咳嗽 有炎症 咳嗽急 见黄痰 小柴胡汤加丹皮[6]

【基本处方】

[6] 柴胡 24g,半夏 12g,黄芩 9g,生姜 9g,甘草 9g,五味子 9g,丹皮 9g。

4.在农村 爱吃冷 劳动后 不注意 时间一长胃脘痛 平胃散[7] 最好用 脘腹胀 改理中[8]

【基本处方】

[7] 厚朴 12g,陈皮 6g,干姜 10g,白芍 10g,炙草 10g。

[8] 党参 10g,白术 10g,炙草 10g,干姜 10g。

5.妇人病 带下症 白带多 腰腹痛 附子汤[9] 暖胞宫 黄带见 有腥臭 四物汤[10] 略化裁

【基本处方】

[9] 附片 4g,白术 12g,白芍 10g,云苓 10g 党参 10g。

[10] 熟地 12g,当归 10g,川芎 6g,白芍 10g,黄芪 10g,丹皮 10g,生姜 10g,炙草 10g。

6.高血脂 肥胖人 多走路 多吃素 生山楂[11] 宜常用 药味少 最管用

【基本处方】

[11] 生山楂 30g,浓煎连服 1 月。

7.腰腿痛 多劳损 拍片看 有增生
淫羊藿 配葛根 当归三味用一用[12] 中
年以上更适合

【基本处方】

[12] 葛根 24g,淫羊藿 10g,当归
10g。

小小病 小小治 简单方 药味精
中草药 易普及 老农民 更乐意 保
健康 快致富

附:普济消毒饮治疗扁桃腺炎

【基本处方】牛蒡子(捣)9g,黄芩
(酒炒)9g,桔梗 6g,板蓝根 9g,马勃
(包煎)9g,连翘 9g,玄参 6g,升麻 6g,
陈皮 6g,薄荷(后下)6g,僵蚕 9g,甘草
6g。

【加减】高热加石膏、知母;扁桃体
Ⅲ度肿大加银花、公英。

【方歌】

普济消毒蒡芩连,
甘桔蓝根勃翘玄。
升柴陈薄僵蚕入,
乳蛾肿痛此方先。

【按语】黄芩,黄连贵在酒炒,以载
药上行,直达病所;若在高烧期,能配合
针刺双侧合谷穴,手法为提插泻法,刺
后穴位放血,则疗效更佳。

渭 源 县

一、补血汤

【组方】黄芪 30g,当归 6g。

【用法】冷水煎服。

【适应证】血虚证。

二、益气活血汤

【组方】黄芪 30g,丹参 20g,秦艽
10g,独活 10g,防风 10g,羌活 10g,赤
芍 10g,甘草 6g。

【用法】冷水煎服。

【适应证】风湿痹。

【方歌】

蒋干单独设防亲戚（羌甘丹独芍
防秦艽）。

三、二黄解表汤

【组方】黄芪 15g,黄芩 10g,牛蒡
子 10g,大青叶 10g。

【适应证】预防流感。

【方歌】

亲戚打牛(芩芪大牛)。

四、蒲公英败酱汤

【组方】蒲公英 15g,败酱草 15g,
大青叶 15g,当归 10g,防风 10g,大黄
6g,生地 12g,丹皮 10g。

【适应证】治疗疔疖毒疮。

五、鲜蒲公英捣泥外敷

【用法】按疮面大小 50~120g 不等。

【适应证】治疗疗疖疮。

六、柴胡解热汤

【组方】柴胡 10g,板蓝根 20g,黄芩 10g,杏仁 10g,牛蒡子 10g,大青叶 10g,桑叶 10g,芦根 15g。

【适应证】流感（风热轻证）。

七、柴防解表汤

【组方】柴胡 10g,防风 10g,陈皮 10g,白芍 10g,甘草 6g。

【适应证】风寒外感轻证。

【方歌】

柴防陈芍草。

八、茵陈退黄汤

【组方】黄芪 20g,柴胡 10g,黄芩 10g,板蓝根 30g,丹参 12g,茵陈 10g,车前子 12g,白芍 10g,甘草 6g。

【适应证】慢性肝炎。

九、苦杏仁止咳汤

【组方】黄芪 30g,丹参 15g,杏仁 10g,葶苈子 10g,莱菔子 12g,胡桃肉 15g,款冬花 10g。

【适应证】慢性支气管炎。

十、调胃补中汤

【组方】党参 15g,黄芪 15g,当归 12g,小茴香 10g,花椒 4g,白芍 10g,甘草 6g。

【用法】冷水煎服。

【适应证】脾胃虚寒。

十一、当归党参汤

【组方】当归 4g,党参 6g。

【适应证】与肉类烹煮可作为滋补、调味。

十二、黄芪丹参汤

【组方】黄芪 30g,丹参 20g。

【用法】开水泡服,每日 1 剂,15 日为 1 疗程。

【适应证】适合于高血压病、冠心病。

漳　县

一、泌尿系结石方——排石汤

【方药】王不留行 15g,石苇 10g,车前子（包煎）30g,枳实 10g,泽泻 10g,金钱草 30g,海金沙（包煎）30g,滑石 15g,牛膝 15g,桃仁 10g,鸡内金 30g,白芷 10g。

【功能】利水通淋,行气止痛,化瘀消石。

【主治】泌尿系结石,包括肾结石、输尿管结石、膀胱结石。

【方歌】

排石汤方留韦前,

二金枳泻滑石连,

内金桃膝白芷加,

利尿排石效果好。

二、治疗消化性溃疡——建中敛疡汤

【方药】桂枝 10g，白芍 10g，炮姜 9g，乌贼骨 15g，白芨 15g，贝母 10g，香附 15g，高良姜 9g，蒲公英 20g，佛手 6g，甘草 6g，大枣 6g。

【功能】温中暖胃，制酸止痛，收敛生肌。

【主治】胃溃疡、十二指肠溃疡属虚寒证。

【方歌】消化性溃疡建中汤，乌贝芨甘良附公佛。

三、治疗颈椎病——宣痹逐瘀汤

【方药】白芍 30~60g，威灵仙 15g，木瓜 10g，葛根 10g，当归 10g，川芎 10g，红花 10g，姜黄 10g，白芷 10g，胆星 6g，白芥子 10g，甘草 6g。

【功能】补肝肾，活血化瘀，行气通络，除湿涤痰。

【主治】颈椎病。

【方歌】

　　宣痹逐瘀当归芎，
　　葛根姜黄白芍红，
　　草芷灵仙白芥子，
　　木瓜胆星成好方。

四、血管神经性头痛——头痛方

【方药】生石膏 15g，细辛 6g，全蝎 6g，僵蚕 10g，白附子 6g，石决明 10g，制

胆南星 4g，天麻 6g，川芎 10g，当归 10g，蜈蚣 2 条，菖蒲 10g。

【功能】清热化痰，平肝熄风，活络止痛。

【主治】血管神经性头痛、三叉神经痛、良性颅内压增高症、头痛等。

【方歌】

　　头痛方用石膏星，
　　芎归蜈麻石决明，
　　辛附僵蝎菖蒲入，
　　各种头痛立见效。

五、治疗荨麻疹——解荨汤

【方药】葛根 10g，紫草 10g，茜草 12g，旱莲草 12g，徐长卿 10g，蝉衣 10g，当归 10g，苦参 10g，竹叶 10g，栀子 10g，防风 10g，白蒺藜 10g。

【功能】益气活血，消风止痒，清热凉血，解毒。

【主治】荨麻疹。

【方歌】

　　葛根解荨紫草茜，
　　旱莲长卿蒺藜蝉，
　　苦参归竹栀防风，
　　消风止痒效果佳。

六、胆汁反流性胃炎——加味半夏泻心汤

【方药】半夏 10g，黄芩 10g，黄连 6g，干姜 10g，吴萸 10g，香附 10g，苏梗 10g，蒲公英 12g，元胡 12g，黄芪 15g，当归 15g，甘草 6g。

【方歌】

> 加味半夏配连芩，
> 干姜吴萸香苏成。
> 再加公元芪归草，
> 胆逆胃病此方除。

七、十二指肠球部溃疡——丹参饮

【方药】柴胡 12g，丹参 12g，黄芩 10g，黄连 6g，当归 15g，砂仁 10g，檀香 3g，枳壳 9g，浙贝母 9g，白芨 9g，白芍 9g，甘草 6g。

【方歌】

> 柴胡丹参归芩连，
> 檀枳砂仁浙贝全，
> 更配白芍芨甘草，
> 溃疡胃病服之痊。

【辨证加减】脾虚乏力纳差者，加党参 15g、白术 15g；湿热中阻者，加半夏 9g、苍术 9g；气滞血瘀者，加蒲黄 9g、五灵脂 9g；脾胃虚寒，呕吐清水者，加吴萸 12g、干姜 12g、肉桂 6g；胃阴不足者，加石斛 9g、太子参 12g；伴出血者，加三七粉 5g(冲服)。

八、慢性腹泻病——四神丸

【方药】补故纸 12g，吴萸 12g，肉豆蔻 10g，五味子 12g，生黄芪 20g，当归 15g，甘草 6g。

【方歌】

> 四神故纸与吴萸，
> 肉蔻五味四般须，
> 再配黄芪加归草，

> 慢性腹泻病能除。

【辨证加减】肝郁者，加柴胡 12g、枳壳 9g、佛手 9g；发热者，加黄芩 9g、连翘 9g、蒲公英 12g；腹痛明显者，加香附 9g、元胡 15g；便血者，加地榆 9g、三七粉 5g(冲服)。

九、小儿急性支气管炎——小儿急支汤

【方药】麻黄 3~6g，荆芥 6g，杏仁 6g，半夏 3g，橘红 6g，桔梗 3g，金银花 6g，连翘 2g，黄芩 6g，白术 6g，茯苓 6g，甘草 3g。

【方歌】

> 急支汤中麻杏草，
> 荆夏橘桔和连翘，
> 银黄白术陈茯苓，
> 清热化痰咳喘宁。

【辨证加减】痰黄稠量多者，加浙贝母、桑白皮；伴哮喘者，加射干、代赭石；伴饮食不佳者，加党参、仙灵脾。

十、老年性高血压病——天麻杜仲汤

【方药】天麻 12g，杜仲 10g，钩藤 10g，菊花 10g，丹参 15g，川芎 9g，半夏 9g，泽泻 9g，防己 9g，赤芍 9g，牛膝 9g。

【方歌】

> 天麻杜仲降高压，
> 钩藤菊花丹芎夏，
> 泽泻防己利脾湿，

赤芍牛膝瘀血化。

十一、血管神经性头痛——慢性头痛汤

【方药】川芎 10g，赤芍 10g，桃仁 9g，红花 9g，细辛 5g，白芷 10g，郁金 10g，生姜 6g，葱白 6g。

【辨证加减】头痛剧烈者，加全蝎、蜈蚣、僵蚕；伴气血不足者，加黄芪、当归；伴头晕、健忘、不寐者，加枸杞子、何首乌、酸枣仁、菖蒲。

【方歌】

慢性头痛用姜葱，
桃仁赤芍与川芎，
酌加细辛郁白芷，
瘀血头痛此方除。

岷　县

一、治鼻衄方

【组成】大小蓟各 15g，白茅根 15g，焦栀子 8g，黄芩 10g，生地 10g，丹皮 10g，仙鹤草 15g，阿胶（烊化）10g，生甘草 6g。

【方歌】

肺胃经热鼻衄因，
仙鹤胶草生地芩，
丹栀茅根大小蓟，
鼻衄齿衄用之灵。

【主要功效】治疗鼻衄。

【临症加减】气虚可加白术、黄芪；头目眩晕加菊花、刺蒺藜。

（原岷县中医院中医主治医师蒊明远验方）

二、失眠方

【组成】酸枣仁 15g，川芎 10g，茯苓 10g，盐知母 10g，龙齿（先煎）15g，半夏 10g，陈皮 10g，枳实 10g，竹茹 10g，炙甘草 6g。

【主要功效】治疗失眠。

【临症加减】气虚加党参、白术；心烦意乱加夜交藤、合欢皮、莲子、麦冬。

【方歌】

虚烦不眠有奇方，
枣芎茯知龙齿尝，
二陈枳竹炙草汤。

（原岷县中医院中医主治医师蒊明远验方）

三、遗尿验方

【组成】蜂房 3g。

【用法】研沫，分两次服，5 天 1 疗程。

【主要功效】治疗成年人遗尿。

（岷县人民医院中医科副主任医师李志忠验方）

四、三黄三地汤

【组成】生地 15g，黄芪 15g，黄芩 10g，黄柏 10g，地骨皮 10g，炒栀子 10g，

白芍 10g,续断 10g,生地榆 30g,杜仲 10g。

【主要功效】治疗放环后子宫出血。

（岷县人民医院中医科副主任医师李志忠验方）

五、柴胡疏肝和胃汤

【组成】柴胡 5~10g,枳壳 5~10g,白芍 10~20g,甘草 4~6g,党参 10~20g,白术 20~30g,云苓 10~15g,木香 4~6g,郁金 8~10g,石斛 10g,佛手 6~10g。

【主要功效】主治肝郁气滞,胃气失和之胃痛。

（岷县中医院中医科主治医师彭敏验方）

六、乙肝汤

【组成】黄芪 50g,党参 50g,茯苓 15g,虎杖 15g,白花蛇草 15g,蒲公英 15g,叶下珠 15g,大黄 6g,赤芍 10g,鸡内金 10g。

【主要功效】治疗慢性乙型病毒性肝炎

【加减】黄疸重,浓茶样尿,便结者加增大黄用量,加茵陈蒿;肝功损害严重,A/G 比例倒置加大赤芍量,加茜草;GPT 升高、大三阳及 HBV-DNA 阳性者加大虎杖、白花蛇草、蒲公英、叶下珠用量;小三阳,便溏纳差者减少大黄量,加大党参、茯苓量,加山药、白术;肝脾肿大且质变硬者加鳖甲、丹参。

（岷县中医院中医科主治医师彭敏验方）

七、痛经汤 1 号

【组成】熟地 15g,川芎 10g,当归 10g,白芍 15g,木香 10g,五灵脂 6g,蒲黄 6g,元胡 10g,甘草 10g。

【主要功效】治疗(血瘀型)痛经。

（岷县中医院中西医结合副主任医师李柱验方）

八、关节炎方

【组成】独活 15g,秦艽 10g,续断 15g,寄生 10g,杜仲 10g,细辛 5g,当归 20g,川芎 10g,桃仁 10g,红花 10g,地龙 10g,鸡血藤 10g,威灵仙 10g,姜黄 10g,甘草 6g。

【主要功效】主治关节炎。

（岷县中医院中医副主任医师苟学理验方）

九、慢性胆囊炎方

【组成】当归 20g,白芍 10g,川芎 10g,柴胡 10g,郁金 10g,香附 10g,枳壳 10g,陈皮 6g,川楝子 6g,元胡 12g,金钱草 20g,大黄 6g,桃仁 10g,甘草 6g,生姜 6g。

【主要功效】治疗慢性胆囊炎。

（岷县中医院中医副主任医师苟学理验方）

十、乳癖汤

【组成】生麦芽 50g,通草 5g,鸡血藤 30g,生山楂 15g,夏枯草 15g,柴胡 10g。

【主要功效】乳腺增生症。

(岷县中医院中西医结合副主任医师李柱验方)

十一、中风膏

【组成】黄芪 30~120g,当归 30~120g,川芎 15~30g,水蛭 9g,赤芍 15g,丹参 15g,羌活 9g,炙甘草 6g。

【主要功效】主治中风后遗症。

【加减】言语不利者加石菖蒲、远志、天竺黄;口眼歪斜者加瓜蒌仁、大黄;小便失禁者加益智仁;肢体经脉抽搐拘挛者加龟板、鳖甲、白芍;肢体经脉弛缓者加制马钱研末冲服,每日总量 0.46~0.7g 左右;偏瘫日久不愈者加穿山甲;血压偏高者加夏枯草、钩丁、石决明。

(岷县人民医院中医科副主任医师王明忠验方)

十二、治时行外感方

【组成】荆芥 10g,防风 10g,柴胡 10g,前胡 10g,羌活 10g,独活 10g,桔梗 10g,川芎 10g,云苓 10g,枳壳 10g,薄荷 6g,甘草 6g,姜枣作引。

【主要功效】主治外感风寒(发热、恶寒、无汗、全身疼痛、脉浮紧)。

【加减】口干舌燥舌苔黄者,加黄连 10g、黄芩 10g;如口渴欲饮者加生石膏 10~20g;如数日不便者,表证仍在者加

芒硝、大黄各 3~6g;如有汗脉浮缓者,此方去荆芥、防风,加人参 10~15g,方名曰人参败毒散,治气虚外感有汗;如症见脉浮沉有阳虚症者,加附子以扶阳益气解表。

(岷县协和医院中医主治医师陈谔验方)

十三、银翘散

【组成】荆芥 10g,二花 10~15g,连翘 10g,牛蒡子 10g,淡豆豉 10g,桔梗 10g,薄荷 6g,竹叶 6g。

【主要功效】主治外感风热(恶寒轻,发热重,舌苔白但舌边尖红)。

【加减】如热重者见口渴欲饮加川黄连 10g、黄芩 10g;如流鼻血发热不退者去淡豆豉、薄荷、竹叶、荆芥,加生地 15g、丹皮 10g、元参 10g、白茅根 10~15g、大小蓟各 10g;如头痛眩晕者加柴胡 10g、菊花 10g。

(岷县协和医院中医主治医师陈谔验方)

十四、当归饮子

【组成】当归 9g,川芎 9g,白芍 15g,生地 15g,炒芥穗 6g,防风 6g,何首乌 15g,甘草 6g,黄芪 15g,白蒺藜 10g。

【主要功效】各种皮肤病(癣、皮炎、湿疹、疥疮等)。

【加减】如痒甚而渗出液多者加苦

参;皮肤损害面积大者加重黄芪用量，可加至 30g 或 60g;如感染有脓者加二花 10g、连翘 10g。

【方歌】

　　当归引子治风癣，

　　湿毒瘙痒症亦同，

　　四物荆防首乌草，

　　黄芪白蒺藜同胞。

（岷县闾井中心卫生院中医师姚志和验方）

十五、乌倍散

【组成】乌贼骨 15g，贝母 10g，当归 10g，茜草 10g，五灵脂 10g，炙芍药 9g，三七 6g，白芨 10g，元胡 10g，陈皮 6g，甘草 6g。

【主要功效】主治胃溃疡、十二指肠溃疡（出血性溃疡）。

【加减】如胃酸过多者，加重乌贼骨用量 30g、吴茱萸 3~6g，贝母 15~20g;胃痛甚者，加白芍 18~30g，五灵脂 15g;炙芍药 10~15g;长期黑便者加三七 10~15g、白芨 30g;消化不良者加麦芽 15~30g。

【方歌】

　　乌倍散治胃溃疡，

　　归茜灵脂芍药尝，

　　三七白芨延胡索，

　　陈皮甘草组成方。

（由岷县闾井中心卫生院中医师姚志和验方）

民 勤 县

内　科

感　冒

方一：

【主治】一般感冒。

【方药】白菜根 60g，生姜 3 片。

【用法】前药切片加姜，水煎热饮出汗。

【功用】疏风解表。

（献方人：杨国栋）

方二：

【主治】流感，发热头痛，咳嗽。

【方药】银花 15g，黄芩 9g。

【用法】水煎服。

【功用】清热解毒。

（献方人：李大邦）

方三：

【主治】感冒，发热恶寒，头痛，咳嗽。

【方药】荆芥 9g，防风 4.5g，苏叶 9g，杏仁 9g，生姜 3 片。

【用法】水煎服。

【功用】祛风解表。

（献方人：李大邦）

方四：

【主治】感冒发热恶寒，头痛无汗。

【方药】花椒 9 粒，生姜 3 片，大葱根 3 根。

【用法】水煎服(出汗为宜)。

【功用】温经散寒。

（献方人：付祥年）

方五：

【主治】风热感冒，头痛身困，咳嗽。

【方药】西河柳 9g，桑白皮 9g，葛根 9g，葱根 15g，生姜 3 片。

【用法】水煎服。

【功用】清热解表。

（献方人：柴世泽）

方六：

【主治】感冒，发热头痛无汗，全身酸困。

【方药】葱白 9g，生姜 9g，茶叶 9g，红糖 9g。

【用法】水煎服。

【功用】发汗解表,祛风止痛。

(献方人:李锦华)

方七:

【主治】风寒感冒,头痛鼻塞。

【方药】苏叶 9g,荆芥 9g,苍耳子 6g。

【用法】水煎服。

【功用】散寒解表。

(献方人:杨述荣)

方八:

【主治】风温感冒,发热头痛,咽痛,咳嗽声重。

【方药】板蓝根 15g,桑叶 9g,菊花 9g,连壳 9g,杏仁 9g,紫苏 9g,生姜 3 片,葱白 2 根。

【用法】水煎服。

【功用】清热解表。

(献方人:李树瀚)

方九:

【方名】加味桑菊饮。

【主治】微热,咳嗽,口微渴,舌苔薄白,脉浮数。

【方药】桑叶 15g,菊花 15g,杏仁 10g,桔梗 10g,连翘 20g,甘草 6g,薄荷 3g,川芎 15g,荆芥 10g,防风 10g。

【用法】水煎服(薄荷后下)。

【功用】疏风清热、宣肺止咳。

(献方人:许有堂)

方十:

【主治】感冒。

【方药】红鸡蛋壳 1 个,黄酒 30ml,生姜 4 片,白糖适量。

【用法】先将黄酒倒入锅中煮沸,再将鸡蛋打入,加白糖一匙,生姜 4 片,再煮沸即可,服后卧床盖被休息 1 小时,出微汗为宜。

(献方人:李玉莲)

方十一:

【主治】流行性感冒初起,发热无汗或有汗不畅,周身酸楚,微恶风寒,头痛口渴,咳嗽咽痛,舌尖红,苔薄白或薄黄,脉浮数。

【方药】大青叶、板蓝根、贯众各 20g。

【用法】水煎代茶饮。

【功用】清热、解毒、利咽、解表。

【加减】口渴咽干明显,可加沙参、麦冬以养阴生津。

(献方人:马正林)

方十二:

【主治】外感风寒,发热轻,无汗,头痛,肢节酸痛之风寒表证。

【方药】苏叶 30g,鸡蛋 2 枚。

【用法】先将苏叶煎数分钟,去渣再将两枚鸡蛋打破搅匀倒入药汁中,上火再煎 3~5 分钟煮沸即成,顿服,一日 2 次,药后覆被取汗。

【功用】发汗解表,行气宽中,解鱼蟹毒。

(献方人:胡锐德)

黄　疸

方一:

【主治】黄疸。

【方药】青蒿 12g,茵陈 15g,芦根 30g,藿香 3g。

【用法】水煎服。

【功用】清热利湿。

(献方人:李树瀚)

方二:

【主治】遍身发黄,口渴喜凉饮。

【方药】玉米须 30g,茵陈 30g,鸡内金 9g(或麦芽 9g)。

【用法】水煎服。

【功用】清热利湿,消积化瘀。

(献方人:李树瀚)

方三:

【主治】黄疸脘腹胀满,小便黄赤。

【方药】茵陈 18g,赤苓 9g,猪苓 6g,泽泻 6g,灯心草 1.5g,陈皮 4.5g,大腹皮 4.5g,白术 9g,桂枝 4.5g,甘草 3g。

【用法】水煎服。

【功用】温阳利水,消积化瘀。

(献方人:李树瀚)

方四:

【主治】黄疸。

【方药】龙胆草 30g,猪苦胆 1 个。

【用法】龙胆草研细粉,以胆汁调和为丸如梧子大,每服 3g,开水送下。

【功用】泻肝利胆。

(献方人:许明三)

痢疾 (急慢性菌痢)

方一:

【主治】腹痛下痢。

【方药】生山楂 30g,焦山楂 30g,红糖 30g,灶心土 1 块。

【用法】前二药水煎除渣,加糖、灶心土澄清服之。

【功用】消积止痢。

(献方人:程学礼)

方二:

【主治】腹痛,里急后重,下痢脓血。

【方药】鲜大蓟 60g、白头翁 12g、红白糖各 15g。

【用法】将大蓟捣烂和白头翁水煎除渣加糖服之。

【功用】清热解毒,凉血止痢。

(献方人:付祥年)

方三:

【主治】腹痛,下痢脓血。

【方药】芹菜 250g,大蒜 1 头。

【用法】芹菜煮熟,大蒜捣烂拌匀服之。

【功用】清热解毒。

（民间单方）

方四：

【主治】泻痢不止。

【方药】山楂 15g，车前子（布包）9g，红糖 15g。

【用法】水煎除渣加糖服之。

【功用】消积行水。

（献方人：陈兴来）

方五：

【主治】久痢不止。

【方药】石榴皮 15g。

【用法】研细粉用黄酒冲服。

【功用】涩肠止痢。

（献方人：许明三）

方六：

【主治】泻痢腹痛。

【方药】焦地榆 9g，槐花炭 4.5g，当归 9g，白芍 6g，木香 6g，黄连 3g，甘草 3g，灶心土 1 块。

【用法】水煎服，小儿酌减。

【功用】清热解毒。

（献方人：许明三）

方七：

【主治】红白痢。

【方药】地锦草 30g，红糖 15g，伏龙肝(灶心土)30g。

【用法】水煎服。

【功用】清热凉血止痢。

（献方人：韩文绪）

脾肾阳虚型腹泻

【方名】附粟汤。

【主治】脾肾阳虚之久泻久痢。

【方药】罂粟壳 20g，肉桂 10g，干姜 10g，附子 10g，肉豆蔻 10g，诃子 10g，人参 15g，白术 10g，当归 10g，木香 10g，甘草 10g，黄芪 30g，乌梅 10g。

【用法】水煎服取 300ml，温服，一日 1 剂，分三次服。

【功用】理中养脏，健脾温阳。

【方解】方中重用罂粟壳涩肠止泻，以辛热之干姜温中焦脾胃而祛里寒，同温肾暖脾之肉桂并为君药；肉豆蔻温肾暖脾而涩肠，诃子涩肠止泻，人参大补元气；白术健脾助运化而正升降为臣药，助君药共奏温肾暖脾之功而增涩肠固脱之力，使虚寒泻痢、腹脐疼痛诸症可愈。久泻伤阴血，故以当归、白芍养血和营，木香调元导滞。

（献方人：王银香）

咳嗽（急慢性气管炎、咽炎）

方一：

【主治】咳嗽头痛。

【方药】白古月 7 个，杏仁 7 个，核桃仁 7 个，木耳 1.5g，糯米 9g。

【用法】共研细粉，用鸡蛋清调成糊状贴足心，每两三天换 1 次。

【功用】温肺散寒,祛痰止咳。

(献方人:陈兴仁)

方二:

【主治】风寒咳嗽,痰多而喘。

【方药】炙麻黄 6g,炙苏子 9g,杏仁 9g,赤苓 9g,橘红 6g,甘草 8g,生姜 3 片。

【用法】水煎服。

【功用】温肺散寒,止咳平喘。

(献方人:许明三)

方三:

【主治】气短,咳喘痰多(慢性支气管炎)。

【方药】羯羊肺子 1 副,蜂蜜 60g,酥油 60g,五味子 30g,白芥子 30g。

【用法】后二药共研细粉加蜂蜜酥油,调成糊状,装入羊肺子内蒸熟分两次服之,连用五六个。

【功用】润沛止咳,豁痰平喘。

(献方人:李大邦)

方四:

【主治】干咳,咯血,口渴,胸胁痛。

【方药】天冬 30g,麦冬 30g,瓜蒌仁 30g,百部 30g,橘红 30g,白芨 30g。

【用法】共研粗末,加水 1500ml 煎熬 2~3 小时,再以小火熬成膏,每日 1 次,每次一汤匙,开水冲服。

【功用】清热润肺,理气化痰。

(献方人:许明三)

方五:

【主治】咳嗽,气喘。

【方药】马兜铃 9g,牛籽 9g,糯米 15g,杏仁 6g。

【用法】水煎服。

【功用】止咳平喘。

(献方人:孟加森)

方六:

【主治】咳嗽气喘。

【方药】冬果梨 1 个,贝母粉 9g,冰糖 15g。

【用法】冬果梨中间挖空,将贝母、冰糖装入蒸 10 分钟待温食之。

【功用】润肺止咳。

(献方人:刘建叔)

方七:

【方名】加味三拗汤。

【主治】外感风寒,咳嗽痰多,鼻塞身重,语音不出,胸满气短。

【方药】麻黄 10g,杏仁 15g,甘草 6g,桔梗 20g。

【用法】水煎服。

【功用】发汗解表、宣肺平喘。

(献方人:许有堂)

方八:

【主治】咳嗽、咳痰、气喘。

【方药】炙麻黄 18g,杏仁 10g,葶苈子 30g,苏子 10g,莱菔子 10g,枇杷叶 15g,橘红 15g,五味子 6g,厚朴 10g,甘草 9g。

【用法】水煎服,一日 1 剂。

【功用】祛痰止咳,解痉平喘。

【加减】气喘水肿加当归、川芎、赤芍、益母草;痰多加胆南星、瓜蒌、冬花;偏寒加干姜、细辛、桂枝,偏热加柴胡、黄芩、连翘;气虚加黄芪、白术,肾虚加补骨脂、淫羊藿;血瘀加地龙、蜈蚣。

(献方人:王 俊)

方九:

【主治】咳嗽、气喘、痰多。

【方药】葶苈子 12g,苏子 9g,莱菔子 9g,白芥子 2g,苦杏仁 9g,浙贝母 12g,半夏 9g,陈皮 5g,沉香(后下)5g,生地 5g,当归 5g,丹参 15g。

【用法】文火水煎,一日 1 剂,分两次温服。

【功用】化痰止咳,纳气平喘。

【加减】畏寒肢冷加肉桂;咳嗽甚者加百部、前胡;咳痰黄稠去沉香、生地,加黄芩;焦山栀;咳痰不畅加竹沥、瓜蒌。

(献方人:张有书)

方十:

【主治】慢性支气管炎(咳嗽)、肺心病、胸腔积液、肺气肿。

【方药】射干 15g,麻黄 10g,生姜 6g,细辛 6g,款冬花 20g,紫菀 15g,半夏 10g,五味子 6g,甘草 6g。

【用法】水煎服,一日 1 剂。

【功用】祛痰止咳,解痉平喘。

【加减】咳嗽重者加用麻黄 15g、白芥子 10g、杏仁 10g、桑白皮 15g;痰多腹胀者加苏子 10g、葶苈子 30g、厚朴 10g;发热、咳黄痰者去细辛、五味子,加黄芩 10g、瓜蒌 15g、枳壳 10g;有寒热表征者加桂枝 10g、荆芥 15g、薄荷 6g 肺部湿啰音较重伴水肿、心功能不全者加桑皮 15g、泽泻 10g、车前子 15g(包煎);口干、无痰、气喘明显者加人参 15g、麦冬 10g、川贝母 10g。

(献方人:段志荣)

方十一:

【主治】慢性支气管炎,经久不愈。

【方药】地龙 10g,荆芥 10g,沙参 15g,杏仁 10g,甘草 6g,蝉衣 12g,姜虫 6g。

【用法】水煎服,一日 1 剂。

【功用】解痉止咳。

【加减】寒加防风、苏叶;风热加黄芩,气虚加太子参;挟食加炒三仙;头疼加川芎、白芷。

(献方人:姜泽文)

方十二:

【主治】急性支气管炎。

【方药】僵蚕 9g,百部 15g,紫菀 15g,枳壳 9g,蝉衣 9g,前胡 9g,杏仁 9g,款冬花 9g,桔梗 6g,甘草 6g。

【用法】水煎2次，分2次服，每日1剂。

【功用】透表止咳。

【加减】若痰黄，口苦口干者加黄芩10g；咳嗽，痰难咳者加瓜蒌仁9g，麦冬9g；胸痛者，加丝瓜络10g。

（献方人：李中业）

方十三：

【主治】时温外感，又有伏温内伤阴分，干咳无痰，气候暴温，其咳更甚，舌面干灼，小便赤涩，自感身热，但不恶寒，质红欠润，脉滑。

【方药】桑叶10g，薄荷5g，桔梗10g，杏仁10g，栀子10g，淡豆豉10g，生地10g，百合10g，甘草5g。

【用法】水煎煮沸10分钟后，鸡子黄1个冲入药汁服用。

【功用】清热宣肺，养阴止咳。

【加减】如咳甚声急者，加黄芩，枇杷叶各10g；舌心干灼较甚者，加炙甘草5g，玄参10g；心烦少寐，梦遗频者，加麦冬10g；如药后身热减，去栀子、豆豉；干咳减，去薄荷。

（献方人：富慧文）

方十四：

【方名】桑杏汤。

【主治】咽源性咳嗽。

【方药】桑叶6g，杏仁10g，沙参10g，枇杷叶6g，葶苈子10g，冬茄10g，石膏30g，川贝母6g，山栀子6g，梨皮10g，冰糖5g。

【用法】水煎分服，一日1剂。

【功用】辛凉利咽开窍。

【方解】山栀子、桑叶、冬茄辛凉清热利咽，川贝母、杏仁、沙参润肺止咳，石膏大寒，清热解毒，轻清宣上，梨子皮润肺，冰糖滋阴。

（献方人：马述润）

方十五：

【主治】咳嗽咽痛、有黄痰浓痰的（热咳）。

【方药】贝母10g，梨子1个，冰糖10g。

【用法】贝母、梨子炖冰糖。

【功用】清热化痰止咳。

（献方人：马正林）

方十六：

【主治】慢性咽炎、症见咳嗽、咳痰、痰色白。

【方药】熟地黄20g，当归10g，法半夏12g，茯苓15g，皂角刺12g，桔梗15g，大力子10g，陈皮10g，七叶一枝花15g，甘草10g。

【用法】水煎服，每日1剂，日服3次。

【功用】滋养肺肾，祛湿化痰。

支气管扩张

【主治】支气管扩张。

【方药】沙参 12g，石膏 12g，杏仁 10g，阿胶 10g，麦冬 12g，桑叶 10g，白芝麻 10g，炙杷叶 6g，甘草 3g，款冬花 10g，白果 10g，贝母 6g。

【用法】水煎服，轻症患者一日 1 剂，分两次早晚服，危重患者一日 2 剂，分 4 次服。

【功用】清肝胃之火，引血归元。

【加减】本方以咯血口中有腥臭，兼吐衄鲜红，脉弦数之胃火亢盛为用方要点。

（献方人：李中业）

哮　喘

方一：

【主治】咳嗽、气喘。

【方药】炙麻黄 4.5g，五味子 6g。

【用法】水煎服。

【功用】宣肺平喘。

（献方人：杨国栋）

方二：

【主治】咳喘、多痰。

【方药】地龙 15g，葶苈子 9g。

【用法】共研细粉，每服 8g，开水冲服，一日 2 次。

【功用】泻肺平喘。

（献方人：许明三）

方三：

【主治】咳喘、痰清。

【方药】皂角（炒焦）15g，制半夏 9g，制麻黄 8g。

【用法】水煎服。

【功用】燥湿化痰，止咳平喘。

（献方人：何世宥）

方四：

【方名】加味小青龙汤。

【主治】气喘咳嗽，恶寒发热，无汗，痰白清稀，甚则喘息不能卧，或颜面肢体浮肿，口不渴，苔白滑，脉浮紧。

【方药】麻黄 10g，桂枝 10g，生姜 5g，半夏 10g，炙甘草 5g，细辛 3g，白芍 10g，蛤蚧 2 条，首乌 10g，白芥子 10g。

【用法】水煎服。

【功用】解表散寒，温肺化饮。

（献方人：许有堂）

肺痈（肺脓疡）

方一：

【主治】咳吐脓血，胸痛，盗汗。

【方药】萎霜 30g，薏米 15g，贝母 9g，银花 15g，阿胶 9g，桔梗 9g，甘草 6g。

【用法】水煎服。

【功用】滋阴补肺，祛痰止咳。

（献方人：许明三）

方二：

【主治】咳嗽，痰带脓血。

【方药】白芨 9g，槐花 9g，三七 15g。

【用法】共研细粉，分作 6 份，每天 2 份，早晚用开水冲服。

【功用】清热止血，敛肺止咳。

（献方人：刘建叔）

方三：

【主治】咳吐脓血。

【方药】白茅根 30g，藕节 60g，阿胶 15g，生地炭 30g，红糖 30g。

【用法】水煎，分三次服。

【功用】清热化瘀，凉血止血。

（献方人：刘建叔）

肺痨（肺结核）

方一：

【主治】胸痛，盗汗，咳血。

【方药】白芨粉 9g，阿胶 9g。

【用法】共研细粉，每日早晚以大米汤冲服 6g。

【功用】滋阴敛肺。

（献方人：刘建叔）

方二：

【主治】骨蒸潮热，久咳不愈。

【方药】地骨皮 9g，青蒿 9g。

【用法】水煎服。

【功用】滋阴清热，润肺止咳。

（献方人：许明三）

方三：

【主治】咳嗽潮热，痰中带血。

【方药】百部 120g，百合 120g，白芨 120g。

【用法】共研细粉，炼蜜为丸如梧子大，每日 2 次，每次 10 丸，开水冲服。

【功用】滋阴清热，敛肺止血。

（献方人：许明三）

方四：

【主治】咯血。

【方药】旱莲草 15g，藕节 15g，白芨 12g，生柏叶 12g。

【用法】共研细粉，每日 3 次，每次 9g，开水冲服。

【功用】清热凉血。

（献方人：许明三）

失眠（神经衰弱）

方一：

【主治】心悸不寐，健忘。

【方药】菖蒲 6g，远志 4.5g，朱砂（研调）1.5g。

【用法】水煎服。

【功用】养心安神。

（献方人：方海峰）

方二：

【主治】心悸失眠，烦热盗汗。

【方药】麦冬 9g，五味子 6g，柏子仁 9g。

【用法】水煎服。

【功用】养心安神。

（献方人：许明三）

方三：

【主治】心悸，虚烦不眠。

【方药】丹参 30g，琥珀 15g。

【用法】共研细粉，每次 4.5g，每日 2 次，开水冲服。

【功用】安神定志。

（献方人：许明三）

方四：

【主治】眩晕，心烦不眠，腰膝酸软。

【方药】桑椹 30g，何首乌 12g，枸杞子 9g，黄精 15g，焦枣仁 15g。

【用法】水煎服。

【功用】滋补肝肾，养血安神。

（献方人：李永直）

阳　　痿

方一：

【主治】阳痿早泄。

【方药】九地 15g，枸杞 12g，菟丝子 9g，五味子 6g，仙茅 9g，淫羊藿 9g，胎盘（焙干研细）1 副。

【用法】水煎服。每次冲服胎盘粉 3g，每日 1 剂。

【功用】滋阴壮阳。

（献方人：方海峰）

方二：

【主治】阳痿遗精，疲乏无力，小便频数。

【方药】肉桂 9g，附子 9g，九地 15g，山萸肉 9g，山药 12g，丹皮 6g，茯苓 9g，泽泻 6g，车前子 12g，菟丝子 9g，金樱子 9g，女贞子 9g，巴戟肉 9g，益智仁 9g，力参 9g，鹿茸 9g，牛膝 9g，杜仲 9g，炙草 4.5g。

【用法】共研细粉，炼蜜为丸 9g 重，每日 1 次，每次 1 丸，开水冲服。

【功用】滋阴壮阳，益气固肾。

（献方人：许明三）

方三：

【主治】缩阳症。

【方药】力参 15g，当归 15g，鹿茸 9g。

【用法】水煎服。

【功用】益气壮阳。

（献方人：许明三）

方四：

【方名】阳痿早泄方。

【主治】阳痿早泄。

【方药】红力参 10g，熟地 12g，山萸 10g，枸杞 12g，肉苁蓉 15g，楮实子 12g，鹿茸 6g，山药 12g，锁阳 30g，远志 10g，焦杜仲 10g，巴戟天 12g，菟丝子 15g，小茴香 10g，海狗肾 2 条，五味子 10g，川续断 15g，川牛膝 10g。

【用法】水煎服,一日 1 剂。

【功用】温肾益精。

【方解】力参、熟地、山萸、山药补气、健脾纳肾,枸杞子、肉苁蓉、巴戟天、菟丝子、小茴香温补肾阳,鹿茸、海狗肾为血肉有情之品,补肾溢精,牛膝、续断壮腰健肾,五味子、远志涩精止遗。

(献方人:孟绳武)

方五:

【主治】肾虚。

【方药】蜂房 10g。

【用法】将蜂房在瓦上焙干炒黄,每晚 6g 温水冲服,连服 3 天。

【功用】补肾壮阳。

(献方人:王集兵)

遗　精

方一:

【主治】遗精带浊。

【方药】桑螵蛸(盐炒)30g,益智仁(盐炒)30g,黄芪 15g。

【用法】水煎服。

【功用】益肾固精。

(献方人:杨桂荣)

方二:

【主治】遗精。

【方药】小鸽子 1 对,白古月 6g。

【用法】将鸽子除去毛及内脏,再将白古月研细粉,放入鸽子腹内,煮熟吃肉喝汤。

【功用】温肾壮阳。

(民间单方)

方三:

【主治】尿后淋浊。

【方药】党参 9g,焦术 9g,炙黄芪 9g,当归 9g,陈皮 6g,升麻 4.5g,龙骨 6g,牡蛎 4.5g,海金沙 4.5g,炙甘草 3g。

【用法】水煎服。

【功用】益气升阳,清热利湿。

(献方人:王遵三)

方四:

【主治】遗精日久不愈。

【方药】锁阳 9g,葱白 7 根。

【用法】水煎服。

【功用】补肾固精。

(献方人:许明三)

方五:

【主治】梦遗。

【方药】菟丝子 150g,茯苓 90g,莲肉 9g。

【用法】共研细粉,黄酒拌为丸,如梧子大,每服 6g,每日 2 次,开水送下。

【功用】补养心肾。

(献方人:方海峰)

眩　晕

方一:

【主治】头晕,目眩,胸胁胀痛。

【方药】决明子 15g,夏枯草 9g。

【用法】水煎服。

【功用】清心安神。

(献方人:许明三)

方二:

【主治】眩晕耳鸣,精神不振,腰膝酸困。

【方药】党参 9g,白术 6g,茯苓 6g,白芍 6g,煅龙骨 9g,桑寄生 9g,狗脊 9g,杜仲 9g,九地 9g,煅牡蛎 12g。

【用法】水煎服。

【功用】补脾益肾,平肝潜阳。

(献方人:许明三)

方三:

【主治】眩晕,头痛。

【方药】当归 24g,川芎 12g,菊花 12g。

【用法】水煎服。

【功用】平肝活血,清热止痛。

(献方人:杨其慈)

方四:

【主治】头痛,眩晕(高血压)。

【方药】夏枯草 18g,生地 15g,菊花 9g。

【用法】水煎温服。

【功用】祛风清热。

(献方人:付祥年)

方五:

【主治】头晕,体乏,腰酸腿软(高血压)。

【方药】仙茅 12g,巴戟天 6g,淫羊藿 12g,当归 9g,黄柏 9g,知母 9g,石决明 12g,珍珠母(先煎)30g。

【用法】水煎服。

【功用】滋阴清热,平肝熄风。

(献方人:刘建叔)

方六:

【主治】眩晕。

【方药】生吴萸 30g。

【用法】研细粉,水调贴双足心(涌泉穴)。

【功用】引火下行。

(献方人:刘建叔)

方七:

【方名】加味泽泻汤。

【主治】内耳性眩晕。

【方药】白术 30g,泽泻 30g,党参 15g,云苓 10g,车前 10g,甘草 10g,生姜 5g。

【用法】水煎服,一日 1 剂。

【功用】健脾燥热,利水止眩。

【方解】此仲景泽泻汤加味组成。参、术、茯苓益气健脾,姜、草和中,津泻、车前利水渗湿。治疗脾虚水湿中阴致清阳不升,湿蒙清窍,头眩目晕,泛泛欲呕,如立舟船者,效果明显。

(献方人:吴农荣)

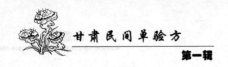

方八：

【主治】定眩汤。

【主治】头晕耳鸣。

【方药】党参 10g，半夏 10g，当归 30g，白芍 30g，熟地 30g，白术 15g，川芎 15g，山茱萸 15g，天麻 10g，陈皮 5g，牛膝 30g，全蝎(冲)3g，白果仁(冲)6g。

【用法】水煎服，一日 1 剂。

【功用】补益肝肾，养血祛风。

【方解】当归、熟地为君，以补血养阴，白芍滋阴柔肝，山茱萸补益肝肾，党参、黄芪、白术补气健脾，肝脾肾三脏同调，臣以川芎治血行气，天麻熄风止痉，并使上药补而不滞，少佐半夏、陈皮燥湿化痰，经验加以牛膝补益肝肾，使偏虚之肝肾得以增强，全蝎搜风通络，使偏亢暗动之风阳得以平抑并用白果仁冲服，以消化痰，使被困之脾气得以健运，从而使脾健、肝平、肾壮，眩晕自愈。

（献方人：王银香）

方九：

【方名】加味八珍汤。

【主治】头晕眼花，心悸怔忡，气短懒言，食少体倦，脉弱。

【方药】当归 20g，赤芍 10g，川芎 15g，熟地 10g，党参 20g，白术 15g，茯苓 10g，甘草 5g，天麻 10g，钩藤 10g。

【用法】水煎服。

【功用】补益气血。

（献方人：许有堂）

方十：

【主治】病后体虚，头昏目花。

【方药】红枣 7 枚，枸杞 20g，冰糖 20g。

【用法】将上药放入玻璃杯中，以开水浸泡当茶喝。

【功用】补中益气，养肝明目、消除疲劳，清热祛风，增强体质。

（献方人：胡锐德）

中　风

方一：

【主治】中风身痛，手足不能屈伸。

【方药】炮山甲 9g，白薇 9g，泽兰叶 9g，川乌 6g，烧酒 5 盅(调)。

【用法】水煎服。

【功用】温经活血，祛风止痛。

（献方人：孟加森）

方二：

【主治】口眼歪斜，半身不遂。

【方药】黄芪 30g，当归 180g，川芎 12g，桃仁 9g，红花 9g，九地 18g，地龙 15g，川牛膝 15g，防风 9g，赤芍 9g，甘草 6g。

【用法】水煎服。

【功用】疏风活络，益气养血。

（献方人：张　茂）

方三：

【主治】眼歪斜，半身不遂。

【方药】蜗蚣1条，全蝎9g，透骨草9g。

【用法】共研细粉，每6小时开水冲服7.5g。

【功用】熄风止痉。

（献方人：刘明三）

方四：

【主治】风中经络，口眼歪斜。

【方药】防风15g，蜈蚣2条（研细另冲）。

【用法】水煎服。

【功用】祛风活络。

（献方人：许明三）

方五：

【主治】口眼歪斜。

【方药】全蝎9g（去足炒），天麻9g，白附子9g，僵蚕9g（煨），胆南星9g。

【用法】共研细粉分9包，每次1包，每日3次，用白酒冲服。小儿分27包，每次1包，开水调服，日服3次。

【功用】熄风止痉。

（献方人：许尔湘）

耳聋、耳鸣

方一：

【主治】耳聋日久不愈。

【方药】柴胡12g，香附9g，菖蒲9g，

白芷9g，甘草4.5g，薄荷4.5g，生姜3片，葱白1根。

【用法】水煎服。

【功用】疏肝理气，通关利窍。

（献方人：许明三）

方二：

【主治】肾虚，耳聋，耳鸣。

【方药】九地30g，山萸肉12g，山药15g，当归15g，菟丝子12g，白芍9g，炙甘草4.5g。

【用法】水煎服。

【功用】滋阴补肾。

（献方人：石子中）

方三：

【主治】气郁突然耳聋。

【方药】川芎9g，柴胡9g，香附15g，麝香0.06g，老葱1根。

【用法】水煎服。

【功用】疏肝解郁。

（献方人：石子中）

方四：

【主治】胆火上炎，耳内如蝉鸣。

【方药】当归6g，生地6g，川芎4.5g，白芍6g，党参9g，柴胡9g，半夏6g，黄芩6g，焦栀子6g，薄荷3g，甘草6g。

【用法】水煎服。

【功用】清热泻火。

（献方人：石子中）

方五：

【主治】肾虚耳鸣。

【方药】羊腰子 2 副,杜仲 15g,牛膝 15g。

【用法】先将后二药研细粉,羊腰切片混合拌匀,蒸熟分次服之。

【功用】滋补肝肾。

（献方人：石子中）

肢体麻木

方一：

【主治】手足麻木。

【方药】威灵仙 120g,黄酒 250g。

【用法】前药研细粉,每日饭后半小时用黄酒冲服 9g。

【功用】祛风除湿,通经活络。

（献方人：李锦华）

方二：

【主治】上肢麻木抽搐。

【方药】当归 15g,菊花 9g,防风 9g,天麻 9g,荆芥 9g,钩丁 9g,木耳 30g。

【用法】共研细粉,分 6 包,每次服 1 包,每日 2 次,黄酒冲服,服后出汗为度。

【功用】舒筋活络,祛风止痛。

（献方人：柴世泽）

方三：

【主治】腰酸腿困或肢体麻木。

【方药】狗脊 12g,川牛膝 9g,海风藤 12g,木瓜 9g,杜仲 12g,续断 9g,桑寄生 9g。

【用法】水煎,分两次服。

【功用】温肾壮腰,活络止痛。

（献方人：叶阳三）

方四：

【主治】鸡爪风(手足抽搐症)。

【方药】鸡蛋壳适量。

【用法】将鸡蛋壳焙黄研细粉,每日用开水冲服两次,每次 9g。

【功用】祛风解痉。

（献方人：许尔湘）

痹　　症

方一：

【主治】四肢关节疼痛。

【方药】川牛膝 9g,地龙 6g,羌活 9g,秦艽 6g,香附 6g,当归 9g,川芎 6g,黄芪 15g,苍术 9g,五灵脂 9g。

【用法】水煎服。

【功用】疏风活络,祛湿止痛。

（献方人：叶阳三）

方二：

【主治】行痹痛无定处。

【方药】葛根 12g,麻黄 9g,桂枝 9g,白芍 9g,苍术 9g,防风 9g,生姜 9g,炙甘草 6g,大枣 5 枚。

【用法】水煎服。

【功用】祛风除湿,散寒止痛。

（献方人：王子明）

方三：

【主治】全身关节痛。

【方药】黄芪 60g，防风 30g，当归 15g，红花 3g，桂枝 24g，白附子 9g，伸筋草 15g。

【用法】共研粗末，加白酒 500ml，浸泡 7 天后除渣，每日服 2 盅。

【功用】祛风除湿，通经活络。

（献方人：张百川）

方四：

【主治】关节红肿疼痛。

【方药】苍术 15g，黄柏 9g，防己 12g，桂枝 6g，赤芍 9g，薏米 15g。

【用法】水煎分两次服。

【功用】清热燥湿，舒筋活络。

（献方人：赵仙舟）

方五：

【主治】全身疼痛，昼静夜剧。

【方药】党参 9g，焦术 9g，炙芪 9g，当归 6g，木香 3g，附子 6g，桂枝 9g，秦艽 6g，羌活 9g，灵仙 9g，香附 6g，桑寄生 9g，台乌 6g，甘草 6g，姜枣为引。

【用法】水煎服。

【功用】祛风除湿，温经通络。

（献方人：程桂如）

方六：

【主治】腰膝酸痛。

【方药】狗脊 9g，杜仲 9g，牛膝 6g，薏米 15g，木瓜 6g。

【用法】水煎服。

【功用】祛风除湿，壮腰补肾。

（献方人：许文秀）

方七：

【方名】加味瓜蒌薤白白酒汤。

【主治】胸痹（胸部满痛，甚或胸痛彻背，喘息咳唾，短气，舌苔白腻，脉沉弦或紧）。

【方药】瓜蒌实 20g，薤白 20g，银杏 20g，川芎 20g，地龙 10g，桃仁 10g，红花 15g，黄酒适量。

【用法】用适量黄酒加水煎服。

【功用】通阳散结，行气祛痰。

（献方人：许有堂）

方八：

【主治】胸痛、胸痹。

【方药】瓜蒌 10g，桔梗 10g，木香 6g，橘红 6g，水蛭 10g，甲珠 10g，红花 6g，熟地 10g，鹿角霜 10g，甘草 5g。

【用法】水煎 2 次，分 2 次服，每日 1 剂。

【功用】行气活血、祛瘀止痛。

【加减】若胸痛日久者，可加乳香 9g、没药 9g；小便短赤者，加木通 9g、车前 15g。

（献方人：李中业）

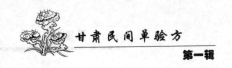

头　痛

方一：

【主治】头痛。

【方药】当归 12g，川芎 6g，生姜 2 片。

【用法】水煎服。

【功用】祛风活血。

（献方人：杨桂荣）

方二：

【主治】偏正头痛。

【方药】川芎 6g，蔓荆子 9g。

【用法】水煎饭后服。

【功用】祛风止痛。

（献方人：许尔湘）

方三：

【主治】鼻渊头痛。

【方药】白芷 9g，菊花 9g。

【用法】水煎，饭后服。

【功用】祛风清热。

（献方人：郭能顺）

方四：

【主治】头痛。

【方药】全蝎、地龙、甘草各等份。

【用法】共研细粉，每日早晚开水冲服 3g。

【功用】疏风镇痛。

（献方人：许尔湘）

方五：

【主治】偏头痛（副鼻窦炎所致）。

【方药】苍耳子 30g，菊花 30g。

【用法】水煎随饮。

【功用】祛湿清热止痛。

（献方人：许尔湘）

方六：

【方名】加味川芎茶调散。

【主治】正头痛和偏头痛（风邪入脑，头一侧痛甚，或左或右）。

【方药】川芎 30g，薄荷 10g，荆芥 10g，防风 10g，细辛 5g，羌活 10g，白芷 10g，生地 10g，元参 6g，菊花 10g，黄芩 6g，甘草 6g。

【用法】分早晚两次水煎服。

【功用】活血止痉，祛风镇痛。

（献方人：马思敏）

方七：

【方名】选奇汤加味。

【主治】血管神经性头痛（各类外感、内伤、失眠、情志不舒致头痛）。

【功用】祛邪通络，散瘀止痛。

【处方】羌活 10g，防风 10g，黄芩 10g，白芷 6g，细辛 5g，藁本 10g，桂枝 10g，川芎 10g。

【用法】水煎服，一日 1 剂。

【方解】羌活、防风、黄芩名选奇汤，是李东垣之名方，祛风胜湿止痛，凉血解毒，是为君药，白芷芳香上达，善祛风止痛,用治阳明经头痛、眉棱骨痛,细辛性善走窜祛风散寒之功极强,川芎亲温升散,能上行头目,有良好的祛风止痛作用,为熔岩头痛之要药,无论风寒、风湿、血瘀、血虚头痛,只要配伍得当,均有良效,此处白芷、细辛、川芎三药相配,是为臣药,善治各类头痛,桂枝温经通络,缓解疼痛,藁本性升散,上达巅顶,善祛阳明经经头痛,眉棱骨痛,是为使药,诸药合用,可治疗血管神经性头痛。如因焦虑、失眠、情志不适所致,可酌加龙骨、牡蛎、五味子等,以取镇静安神之功。治头痛效果更佳。

(献方人:许多美)

方八:

【方名】川芎茶调散加味。

【主治】偏正头痛或巅顶作痛,恶寒发热,目眩鼻塞,舌苔薄白,脉浮。

【方药】川芎 10g,荆芥 10g,白芷 10g,羌活 10g,桑叶 10g,菊花 10g,细辛 3g,防风 10g,甘草 10g,薄荷 10g,元胡 10g。

【用法】茶水煎服,薄荷后下。

【功用】疏风止痛。

(献方人:许有堂)

方九:

【主治】偏头痛(血管扩张性头痛)。

【方药】川芎 20g,生白芍 25g,白芷 15g,全蝎 2g,钩藤 30g,石决明(先煎)50g,香附 6g。

【用法】水煎 2 次,分 2 次服,每日 1 剂。

【功用】平肝潜阳,活血化瘀。

【加减】若声微气短,舌质红,脉弱气虚者,加加党参 30g、黄芪 30g。面色萎黄,视力减退,肝血不足者,加当归 12g、首乌 20g。刺痛,舌边有瘀点,脉涩血瘀者,加桃仁 9g、红花 6g。有痰湿者,加半夏 9g、陈皮 5g。

(献方人:李中业)

方十:

【主治】各种神经性头痛。

【方药】菊花 10g,桑叶 10g,黄芩 6g,薄荷 6g,连翘 12g,夏枯草 12g,藁本 6g,白芷 10g,川芎 12g,白茅根 12g,细辛 3g。

【用法】水煎服,每天 1 剂,日服 2 次。

【功用】清肝、祛风、止痛。

痫症（羊痫风）

方一:

【主治】突然昏倒,不省人事,牙关紧闭或口吐白沫。

【方药】麦冬 6g,元参 9g,生地 12g,茯苓 6g。

【用法】水煎服。

【功用】养阴清热,镇惊熄风。

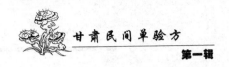
（献方人：郭能顺）

方二：

【主治】癫痫体虚。

【方药】党参 9g，白术 6g，川芎 4.5g，当归 4.5g，羌活 3g，荆芥 4.5g，官桂 4.5g，天麻 4.5g，木香 4.5g，钩丁 4.5g，牛膝 4.5g，炙草 4.5g，薄荷 3g。

【用法】水煎服。

【功用】补益气血，除风镇惊。

（献方人：李繁章）

癫狂（精神病）

方一：

【主治】沉默寡言或哭笑无常。

【方药】当归 9g，白芍 9g，柴胡 9g，白术 9g，茯苓 9g，郁金 6g，远志 6g，石菖蒲 6g，胆南星 6g，甘草 6g，薄荷 1.5g。

【用法】水煎，分 2 次服。

【功用】化痰解郁。

（献方人：汤正三）

方二：

【主治】癫症初发，喜怒无常。

【方药】枳实 6g，厚朴 6g，半夏 9g，陈皮 6g，茯苓 9g，远志 4.5g，竹茹 6g，石菖蒲 4.5g。

【用法】水煎服。

【功用】理气解郁，豁痰利窍。

（献方人：汤正三）

方三：

【主治】悲伤欲哭，神志抑郁。

【方药】甘草 15g，大枣 12 个，小麦 30g，石菖蒲 9g。

【用法】水煎服。

【功用】养心安神。

（献方人：李育生）

呃 逆

方一：

【主治】呃逆。

【方药】吴萸 3g，旋覆花 21g。

【用法】水煎当茶饮之。

【功用】温中降逆。

（献方人：杨国栋）

方二：

【主治】呃逆。

【方药】鸡内金 9g，沉香 9g，柿蒂 15g。

【用法】先将鸡内金用泥包煨黄，和二药共研细粉，每日用开水冲服 9g。

【功用】降气止呕。

（献方人：许尔湘）

方三：

【主治】呃逆。

【方药】川连 9g，苏叶 9g。

【用法】水煎服。

【功用】清胃泻火。

（献方人：许尔湘）

方四：

【主治】呃逆。

【方药】生地 9g，麦冬 9g，花粉 9g，甘草 3g。

【用法】水煎服。

【功用】滋阴降火。

（献方人：许尔湘）

方五：

【主治】因精神刺激所致频繁打嗝不止。

【方药】半夏 12g，白蔻 10g，木香（后下）10g，官桂 10g，青皮 10g，橘红 10g，佛手 10g。

【用法】水煎服。

【功用】利气、健胃、镇静。

【加减】初次服，饮食中加猪皮胨 20g。

（献方人：张　鸿）

梅　核　气

方一：

【方名】加味四气汤。

【主治】咽部似有一物咳之不出，咽之不下。

【方药】半夏 10g，厚朴 10g，云苓 10g，紫苏 10g，青皮 6g，陈皮 10g，枳实 10g，桔梗 10g，丁香 6g，柿蒂 10g，玉片 10g，褚石 10g，党参 10g 甘草 6g，莱菔子 10g，旋覆花（包）10g。

【用法】分早晚两次水煎服。

【功用】滋阴降火，化痰利气。

（献方人：马思敏）

方二：

【主治】梅核气。

【方药】山豆根 30g，陈醋 60ml。

【用法】将山豆根浸泡陈醋内，24 小时后取山豆根少许，放入口中，慢慢咀嚼，只咽药汁，吐药渣。

【功用】解毒化瘀。

（献方人：王集兵）

方三：

【主治】咽中发痒，喉中有异物感，吞噬无碍。

【方药】旋覆花 12g，半夏 10g，桔梗 10g，薤白 10g，香附 15g，枳壳 10g，炙杏仁 15g。

【用法】水煎服。

【功用】利气降逆。

【加减】喉中痰多加生牡蛎 20g。

（献方人：张鸿）

方四：

【主治】梅核气。

【方药】橘皮 15g，竹茹 9g，生姜 3 片。

【用法】水煎服。

【功用】行气导滞。

（献方人：许尔湘）

方五：

【主治】梅核气。

【方药】旋覆花 15g,代赭石 30g,党参 15g,姜半夏 9g,生姜 5 片。

【用法】水煎服。

【功用】化郁降逆。

（献方人：许尔湘）

方六：

【主治】气机不调,痰气交阻结于咽喉部位如有软物堵塞,不影响食物通过,吐之不出,咽之不下,随情绪的变化而时轻时重,甚者数年不愈,常伴有胸闷、太息等。

【方药】半夏 12g,厚朴 15g,茯苓 10g,生姜 3g,苏叶 5g,陈皮 10g,青皮 10g,枳实 10g,杏仁 10g,神曲 12g,旋覆花（包）20g,代赭石（先煎）20g,玉片 10g。

【用法】水煎煮沸 15 分钟,分次服用。

【功用】开结化痰,降逆和胃。

【加减】舌红少苔,咽部干燥有肺,胃,肝阴损伤之象,加百合 20g、生地 15g；大便稀薄,脉虚无力,有脾虚之象者,上方去枳实、玉片,加炒白术 15g、炒山药 12g。

（献方人：富慧文）

胃　痛

方一：

【主治】胃脘痛。

【方药】海螵蛸 45g,贝母 30g,汉三七 30g。

【用法】共为细粉,每日早晚饭前开水冲服 6~9g。

【功用】散瘀止痛。

（献方人：刘建叔）

方二：

【主治】猝发胃痛。

【方药】台乌 15g,白芍 9g,生姜 3g。

【用法】水煎服。

【功用】柔肝理气。

（献方人：石子中）

方三：

【主治】胃痛泛酸。

【方药】海螵蛸 90g,煅瓦楞 60g,甘草 60g。

【用法】共研细粉,每日 3 次,每次 6g,开水冲服。

【功用】制酸和中。

（献方人：石子中）

方四：

【主治】胃痛,腹胀。

【方药】炒莱菔子 12g,木香 6g,陈皮 6g。

【用法】水煎服。

【功用】行气止痛。

（献方人：刘尚懋）

方五：

【主治】胃痛胁胀。

【方药】良姜 9g，香附 6g，乌贼骨 12g。

【用法】水煎服。

【功用】理气散寒。

（献方人：刘尚懋）

方六：

【主治】胃痛，嘈杂。

【方药】瓜蒌皮 12g，黄连 3g，法半夏 6g。

【用法】水煎服。

【功用】宽胸清胃。

（献方人：许明三）

方七：

【主治】伤食胃痛。

【方药】麦芽炭 15g，炒大米 15g，茶叶 6g。

【用法】水煎服。

【功用】消食化积。

（献方人：许明三）

方八：

【主治】脾胃虚弱，消化不良。

【方药】鸡内金 9g，橘皮 12g，红糖 9g。

【用法】水煎除渣加糖服之。

【功用】健脾消食。

（献方人：许明三）

方九：

【主治】肝气胃痛。

【方药】香附 9g，姜黄 9g，甘草 9g。

【用法】共研细粉，每日早晚以盐开水冲服 9g。

【功用】疏肝理气。

（献方人：陈国栋）

方十：

【主治】胃痛呕血或便血（溃疡病出血）。

【方药】贝母 15g，白芨 15g。

【用法】共研细粉，每日早晚服 4.5g，开水送下。

【功用】制酸止血。

（献方人：陈国栋）

方十一：

【主治】嘈杂泛酸。

【方药】海螵蛸 9g，半夏 9g。

【用法】共研细粉，分成 7 包，每晚饭前以开水冲服 1 包。

【功用】制酸止痛。

（献方人：孔繁祯）

方十二：

【方名】胃疼无忧散。

【主治】寒邪犯胃，饮食冰凉致脘腹挛缩疼痛，口吐清水，肌腹冰冷，畏寒喜温，舌淡苔白滑，脉沉紧。

【方药】砂仁 10g，白蔻仁 6g，木香

6g,丁香 6g,荜菝 3g,吴萸 5g,小茴香 6g,甘草 5g。

【用法】上药为细末,每次服 10g,一日 2 次。

【功用】温胃散寒,理气止痛。

【方解】砂仁、白蔻温胃散寒,木香、丁香、茴香理气暖胃止痛,荜菝辛热燥温,吴萸暖厥阴,疏肝气解疼缓急,诸药共奏温中理气止痛之效。

（献方人：吴农荣）

方十三：

【方名】加味理中汤。

【方药】干姜 10g,党参 10g,白术 10g,炙甘草 10g,元胡 15g,台乌 10g,小茴香 10g。

【主治】胃脘痛,喜温喜按,腹满食少,舌淡痰白,脉沉细。

【用法】水煎服。

【功用】温中祛寒,补气健脾。

（献方人：许有堂）

方十四：

【主治】急性胃痛、胃痉挛。

【方药（选穴）】胃俞、足三里。

【用法】一般针刺手法或疾刺。

【功用】温胃止痛。

【加减】便秘者加中脘、上巨虚或运用雀啄法灸神阙穴。

（献方人：张　鸿）

方十五：

【主治】气血於阻,痰湿阻滞之证,症见胃痛饱胀,胸膈痞闷,饱食不化,舌苔腻,舌体胖,脉滑涩。

【方药】丁香 10g,枳实 10g,青皮 10g,陈皮 10g,三棱 15g,莪术 15g,半夏 10g,黄连 10g,木香 10g。

【用法】水煎服,一日 1 剂。

【功用】行气,除满,止痛。

【加减】胃酸者加海蛸 10g,胃寒者加炮姜 20g,胃阴虚者加石斛 10g、玉竹 10g,纳差者加焦三仙各 15g,久病有瘀者加当归、丹参,萎缩性胃炎者加蒲公英 20g、白花蛇舌草 20g,胃溃疡者加白芨 15g。

（献方人：段青山）

慢 性 胃 炎

方一：

【方名】加味厚朴温中汤。

【主治】食后痛减,乏力纳差,胃痛、胃胀、吐酸水。

【方药】厚朴 10g,陈皮 10g,草蔻 10g,云苓 10g,良姜 10g,木香 10g,香附子 10g,砂仁 10g,枳壳 10g,神曲 10g,玉片 10g,莱菔子 10g,当归 10g,白芍 10g,元胡 10g,甘草 10g。

【用法】分早晚两次水煎服。

【功用】健脾开胃,温胃止痛。

（献方人：马思敏）

方二：

【主治】胃炎（肝胃气滞）。

【方药】当归 10g，酒芍 10g，柴胡 10g，云苓 10g，焦术 10g，甘草 6g，木香 6g，枳壳 10g，焦楂 15g，川楝子 10g，元胡 10g，白蔻 6g，丁香 6g，青皮 10g。

【用法】水煎服。

【功用】疏肝合胃、理气止痛。

（献方人：韩文绪）

方三：

【主治】胆汁反流性胃炎、慢性胃炎。

【方药】代赭石（先煎）30g，姜竹茹 10g，炒枳壳 10g，黄连 3g，姜半夏 10g，制大黄 6g，蒲公英 30g。

【用法】水煎服，一日 1 剂。

【功用】清胃泻火，利胆降逆，宽中消痞，化瘀护膜。

【加减】若泛酸、嘈杂加炙乌贼骨 15g、煅瓦楞 15g 以制酸止痛；气虚、神倦加党参 15g、黄芪 15g 以健脾益气；胃阴虚见胃脘嘈杂、舌红少苔加麦冬 10g、玉竹 10g 以清养胃阴；胃脘痛牵及两胁加炒柴胡 10g、郁金 10g 以疏肝和络；胃寒者舌苔白，可去竹茹、蒲公英，加干姜、淡茱萸以温胃降逆。

（献方人：马维平）

方四：

【主治】慢性胃炎及十二指肠溃疡。

【方药】香附子 25g，木香 6g，藿香 15g，陈皮 15g，焦三仙 30g，佛手 15g，莱菔子 40g，槟榔 10g，甘草 10g。

【用法】水煎服，每天 1 剂，日服 2 次。

【功用】疏肝理气，和胃消食。

【加减】脾虚湿甚加白术、茯苓；脾气虚者加党参；胃热者加石膏、黄芩；饮食正常去三仙。

胃、十二指肠溃疡

【主治】腹中时痛，温按则痛，或舌淡苔白，脉细弦而缓。

【方药】鸡蛋壳 30 个，麦面粉 250g。

【用法】鸡蛋壳 30 个炒焦，研成粉，麦面粉 250g 炒焦，一起拌匀，早晚饭前用开水冲服，一次 2 钱（约半调羹），一日 2 次，一般一剂药可愈，重病需二剂。

【功用】温中补虚，和里缓急。

（献方人：马正林）

腹　　痛

方一：

【主治】腹痛，呕吐泄泻。

【方药】姜炭 9g，红糖 30g，灶心土一块。

【用法】姜炭研细末加红糖,用开水冲化,再将灶心土烧红入内,用碗覆盖,待温服之。

【功用】温中止呕。

(献方人:程学礼)

方二:

【主治】寒积腹痛。

【方药】小茴香 15g,大葱 15g,白盐 15g。

【用法】共捣如泥状,装布袋内,置脐上用焦土块熨之。

【功用】行气散寒。

(献方人:刘利来)

方三:

【主治】右胁胀痛,痛彻肩背(胆囊炎)。

【方药】柴胡 15g,白芍 9g,枳壳 9g,茵陈 30g,栀子 9g,黄芩 9g,炙草 6g,大黄(后下)3g。

【用法】水煎服。

【功用】舒肝利胆。

(献方人:许明三)

方四:

【主治】两胁疼痛。

【方药】青皮 9g,元胡 9g。

【用法】共研细粉,每日开水冲服 6g。

【功用】行气止痛。

(献方人:许明三)

方五:

【主治】胸胁胀痛。

【方药】丹参 30g,柴胡 9g,乌药 9g。

【用法】水煎服。

【功用】活血解郁,理气止痛。

(献方人:许明三)

方六:

【主治】胸胁胀痛,气短咳喘(胸膜炎)。

【方药】半夏 9g,瓜蒌 24g,薤白 15g,枳实 9g,黄连 6g,桔梗 6g,葶苈子 4.5g,甘草 3g,大黄(后下)4.5g。

【用法】水煎服,早中晚各煎服 1 次。

【功用】宽胸顺气,泻肺逐饮。

(献方人:许明三)

方七:

【主治】胸胁痛(肋间神经痛)。

【方药】山甲珠 9g,泽兰叶 30g。

【用法】黄酒煎服。

【功用】通经活血,散瘀止痛。

(献方人:李锦华)

水肿（包括急慢性肾炎）

方一:

【主治】眼睑四肢浮肿。

【方药】草薢 9g,知母 9g,黄柏 9g,连翘 9g,半边莲 15g,白茅根 30g。

【用法】水煎服。

【功用】清热解毒,利水消肿。

(献方人:许尔湘)

方二:

【主治】尿急、尿痛、全身浮肿。

【方药】瞿麦 9g,萹蓄 15g,茯苓 15g,木通 9g,滑石 9g,大黄 9g,甘草梢 6g,桂枝 9g,栀子 9g,牛膝 4.5g,生地 30g,知母 9g,黄柏 9g,冬葵子 9g,焦荆芥 18g,白茅根 30g,玉米须 30g。

【用法】水煎服。

【功用】利水通淋,解毒化瘀。

(献方人:许尔湘)

方三:

【方名】自拟清热解毒利湿汤。

【主治】风热袭肺、急性发作期慢性肾炎。

【方药】白花蛇舌草 30g,七叶一枝花 15g,蒲公英 30g,板蓝根 30g,蝉蜕 9g,玉米须 30g,薏苡仁根 30g,火鱼草 30g,鲜白茅根 30g。

【功用】清热解毒,利水消肿。

【方解】白花蛇舌草清解热毒;蒲公英有散结消肿作用,同治热毒痈肿;七叶一枝花治咽喉肿痛;板蓝根有较强的清热凉血毒作用;蝉蜕能散风热,利咽喉;薏苡仁根健脾渗湿、清肺排脓;玉米须利水消肿;火鱼草消肿止痛,收涩固肾;合鲜白茅根利水消肿,凉血止血,为成本方治疗水肿、血尿及蛋白尿的主要

药物。

【加减】小便不利,水肿明显者,去蝉蜕、七叶一枝花、薏苡仁根、玉米须,加麻黄 9g、桑白皮 20~30g、天花粉 20g、连翘 30g、赤小豆 30g;伴有胸、腹水者,去桑白皮,选加葶苈子 30g、白芥子 9g、半夏 12g、全瓜蒌 30g、川断 6g、槟榔 12g、大腹皮 15g;风热、恶风者,加荆芥 15g、淡豆豉 30g、栀子 12g;小便赤色不畅者,选加木通 9g、滑石 30g、生甘草 9g、海金沙 30g。

(献方人:王明辉)

肾炎、肾病综合征

【主治】肾炎、肾病综合征。

【方药】白花蛇舌草 30g,鱼腥草 20g,半枝莲 15g,川芎 8g,半边莲 15g,土茯苓 15g,当归 15g,赤芍 10g,虎杖 10g,荆芥 10g,陈皮 10g,干姜 3g,甘草 7g。

【用法】水煎服,一日 1 剂。

【功用】清热解毒,除湿祛瘀。

【加减】如浮肿可选加车前子、泽泻、云苓、大腹皮等;蛋白尿加金樱子、芡实等;血尿选加茜草、仙鹤草、白茅根;血压高选加黄芩、钩藤、草决明、夏枯草、白茅根、广地龙等;肾病综合征可选加建瓴汤、镇肝熄风汤等;肾盂肾炎选加蒲公英、地丁、黄柏、薏苡仁等;狼

疮性肾病选如水牛角、紫草、芦根、青蒿、女贞子等(贫血、气阴两虚者除外);过敏性肾炎、紫癜性肾炎加蝉蜕、僵蚕、青黛、炒山栀子等;急性肾衰早期重用大黄通腑攻下，活血化瘀时可用抵当汤、桃仁承气汤、血府逐瘀汤化裁。

(献方人:马维平)

消　渴

方一:

【主治】烦渴、多饮、多尿、体瘦。

【方药】炙黄芪 30g,力参 9g,白术 30g,茯苓 30g,枣仁 15g,丹皮 15g,九地 30g,圆肉 30g,枸杞肉 15g,山药 15g,黄柏 21g,五味子 9g,炙甘草 9g,柏子仁 15g,焦杜仲 21g。

【用法】共研细粉,炼蜜为丸 3g 重,每服 1 丸,一日 3 次,开水冲下。

【功用】调理气血,健脾益肾。

(献方人:许明三)

方二:

【主治】饮多、尿多、口苦、咽干。

【方药】黄芪 24g,山药 15g,何首乌 15g,枸杞 12g,石斛 4.5g,党参 12g,当归 9g,陈皮 4.5g,生地 15g ,天冬 6g,麦冬 6g。

【用法】水煎服。

【功用】养胃健脾,生津止渴。

(献方人:许明三)

呕　吐

方一:

【主治】呕吐腹痛。

【方药】党参 30g,白胡椒 3g。

【用法】水煎温服。

【功用】行气散寒。

(献方人:谢怀孔)

方二:

【主治】恶心呕吐。

【方药】姜半夏 9g,生姜 9g。

【用法】水煎服。

【功用】降逆止呕。

(献方人:许明三)

方三:

【主治】呕吐。

【方药】吴萸 30g,青盐 30g。

【用法】研粗末炒热熨脐下。

【功用】温中止呕。

(献方人:许明三)

淋　症

方一:

【主治】小便频数,短涩带血。

【方药】蒲公英 30g,当归 9g,血竭 3g,甘草梢 3g。

【用法】水煎服。

【功用】清热凉血,利水通淋。

(献方人:郝文林)

方二：

【主治】小便淋漓,小腹胀痛。

【方药】怀牛膝 9g,郁金 9g,车前子 9g,大枣 10 个,甘草 9g。

【用法】水煎服。

【功用】活血祛瘀,清热利尿。

（民间单方）

方三：

【主治】小便不利,小腹胀痛。

【方药】泽泻 4.5g,苍术 3g,肉桂 4.5g,赤苓 4.5g,知母 3g,车前子 3g,黄柏 3g,牛膝 4.5g,甘草 3g,竹叶 1.5g。

【用法】水煎服。

【功用】利水渗湿,行气化瘀。

（献方人：段恒田）

方四：

【主治】石淋。

【方药】赤苓 6g,赤芍 3g,生栀子 6g,黄芩 3g,当归 6g,甘草 3g。

【用法】水煎服。

【功用】利水通淋。

（献方人：张百川）

遗　尿

方一：

【主治】小便失禁。

【方药】金樱子 9g,覆盆子 9g,锁阳 9g,益智仁 9g,桑螵蛸 9g,山药 12g。

【用法】水煎服。

【功用】固精缩尿。

（献方人：陈兴仁）

方二：

【主治】小便频数,急迫失禁。

【方药】九地 9g,山药 9g,山萸肉 6g,茯苓 6g,丹皮 6g,泽泻 4.5g,益智仁 9g,覆盆子 6g,桑螵蛸 4.5g,小茴香 9g,苁蓉 9g。

【用法】水煎服。

【功用】补肾壮阳,益气缩尿。

（献方人：李锦华）

方三：

【主治】夜卧尿床。

【方药】炙黄芪 12g,党参 9g,焦术 9g,当归 6g,升麻 4.5g,茯苓 9g,韭籽 9g,炙草 6g,益智仁 9g,柴胡 4.5g,桑螵蛸(盐炒)9g。

【用法】水煎服。

【功用】益气升阳,固肾止溺。

（献方人：徐进德）

方四：

【主治】遗尿(外用)。

【功用】收敛固涩。

【处方】龙倍散、煅龙骨、五倍子各等份,研末。

【用法】将上药末以水调为糊状,敷于脐部,胶布固定,一月为 1 疗程,1~2 周见效。

【方解】煅龙骨收敛固涩,五倍子活

血收敛。用于治疗小儿肾气不充、膀胱失约所致夜间遗尿有效。

（献方人：吴农荣）

方五：

【主治】睡中经常遗尿，多则一夜数次，醒后方觉，神疲乏力，面色苍白，肢凉怕冷，下肢无力，腰腿疲软，智力较差，小便清长，舌质软淡。

【方药】黑豆、益智仁、桑螵蛸各24g。

【用法】共为细末，将药放猪肾内焙干为细末，睡前服6~9g，白开水送下。

【功用】温补肾阳，固涩小便。

【加减】若伴有痰湿内蕴，困寐不醒者，加胆星、半夏、菖蒲、远志，以化痰浊，开窍醒神；若纳差、便溏者，加白术、山楂，以健脾和中助运。

（献方人：李光清）

尿 频

【主治】肾气不固，小便频数，夜尿次数增多，头昏耳鸣，腰膝酸软，四肢不温（人到老年后，小便频数的现象十分普遍，特别是夜尿次数增多，这主要是老年人肾气不固、肾阳衰退、脾肺虚弱不能固涩小便所致）。

【方药】枸杞15g，核桃肉20g，桂圆肉10g。

【用法】水煎两次取汁，分3次服。

【功用】温肾助阳，补益脾肺，缩尿止遗。

（献方人：马正林）

尿 浊

【主治】肾炎所致的尿蛋白缠绵不愈。

【方药】黄芪40g，山药20g，白花蛇舌草10g，芡实15g，生白术20g，糯米30g。

【用法】水煎服，一日1剂。

【功用】清热利湿、通利水道。

【加减】可针刺足三里、中极、三阴交等配合治疗。

（献方人：潘竞有）

吐 血

【主治】胃痛出血。

【方药】当归炭9g，白芍炭6g，川芎1.5g，焦地榆9g，白芨15g，三七末（冲）3g，灶心土一块。

【用法】水煎服。

【功用】凉血止血。

（献方人：李锦华）

便 血

方一：

【主治】肠风下血。

【方药】焦地榆30g，焦槐花30g。

【用法】水煎服。

【功用】凉血止血。

（献方人：卢景贤）

方二：

【主治】肠风下血。

【方药】生地 15g，九地 15g，焦地榆 9g，炒槐花 9g，灶心土一块。

【用法】水煎服。

【功用】滋阴清热，凉血止血。

（献方人：卢景贤）

方三：

【方名】灶心土三七白芨散。

【主治】脾胃虚寒症（脾阳不足，中焦虚寒，大便下血，便血紫黯，甚则黑色，腹部隐痛，喜热饮，面色不华，神倦懒言，便溏，舌质淡，脉细无力者）。

【方药】灶心土 15g，白芨 10g，三七 3g。

【用法】上三味药研末分两份，早晚各 1 次，空腹吞下。

【功用】温阳健脾，敛血止血。

【功用】阴虚较甚，畏寒肢冷者加炮姜、艾叶等温阳止血；脾虚较甚加白术、甘草温中健脾。

（献方人：马正林）

汗 症

方一：

【主治】阳虚自汗。

【方药】生龙骨 9g，生牡蛎 9g，大枣 10 枚。

【用法】水煎服，每天 1 剂，连服 3~5 剂。

【功用】收涩固汗。

（献方人：卢景贤）

方二：

【主治】阴虚盗汗。

【方药】当归 9g，黄芪 15g，生地 9g，九地 9g，黄连 3g，黄芩 3g，黄柏 4.5g，煅牡蛎 9g，白芍 9g。

【用法】水煎服。

【功用】滋阴降火，益气固表。

（献方人：许明三）

方三：

【主治】阴虚盗汗（肺结核）。

【方药】黄芪 60g，浮小麦 30g，麻黄根 12g，大枣 10 枚。

【用法】水煎服。

【功用】固表敛汗。

（献方人：许尔湘）

心疯症

【主治】狂躁不安，说唱不休，兴奋躁动，思维紊乱，行为怪异。

【方药】新红 30g、狐狸心 1 个（于瓦上焙黄），二者研成粉末后混合。

【用法】分多次用温开水冲服。

【功用】重镇安神，清心泻火。

（献方人：马思敏）

心 悸

【方名】自拟运脾解郁化痰汤。

【主治】病态窦房结综合征,症见心动过缓,心悸怔忡、心痛闷胀,伴有纳呆,泛恶欲吐,困倦乏力,苔厚白腻,脉沉迟等痰湿中阻症。

【方药】瓜蒌 20g,薤白 10g,姜半夏 10g,陈皮 10g,川芎 12g,苍术 10g,神曲 10g,莱菔子 10g,枳壳 10g,香附 10g,茯苓 15g,甘草 6g,附子 6g,麻黄(先煎) 15g。

【用法】每日 1 剂,水煎服。

【功用】解郁运脾,化痰祛湿。

【方解】方中瓜蒌、薤白宽中通阳,陈皮、半夏化痰燥湿,川芎、苍术、神曲、香附疏肝运脾,解郁散气。枳壳理气消痰,莱菔子下气消痰,茯苓、甘草健脾和中。麻黄、附子温补心脾之阳,属经验用药。

(献方人:邸士军)

心 律 失 常

【主治】各种心律失常(室性、室上性心律失常慎用)。

【方药】生黄芪 30g,玉竹 30g,苦参 15g,丹参 12g,炙甘草 2g,磁石(先煎) 60g。

【用法】水煎服,每天 1 剂,日服 2

次。

【功用】益气养阴、安神宁心。

【加减】快速性心律失常,重用苦参;缓慢性心律失常,去苦参;失眠者加柏子仁、夜交藤;胸闷者加瓜蒌、郁金。

聚 星 障

【主治】肝经郁热,感受风邪。

【方药】生地 30g,当归 15g,黄芩 20g,青葙子 15g,蝉衣 10g,石决明 30g,木贼 10g,菊花 12g,黄芪 120g。

【用法】水煎服,一日 1 剂。

【功用】疏风清热、泻火明目。

【加减】形成瘢痕者加退翳明目之品蛇蜕 10g;形成溃疡者加穿山甲 10g,消肿生肌。

(献方人:袁得荣)

结 肠 炎

方一:

【方名】肠炎宁汤。

【主治】慢性腹痛,腹泻、大便呈黏液或稀水样。

【方药】党参 30g,白术 15g,茯苓 25g,山药 20g,陈皮 10g,附子 10g,干姜 10g,川椒 10g,白芨 15g,乌梅 15g,黄连 10g,黄芩 15g,白芍 15g,石榴皮 18g。

【用法】水煎服,一日 1 剂。

【功用】健脾温阳,祛湿固涩。

【加减】腹泻如水样加诃子 10g,便血加蒲黄炭 15g。

【方解】党参、白术、茯苓、山药、陈皮健脾益气,附子、干姜、川椒温补肾阴,以为君臣,兼以石榴皮、乌梅涩肠止泻,又以黄连、芩清热利湿,以为佐使,白芍缓急止痛,白芨收敛止血。该方寒热并用,温清补泻,标本兼顾,扶正祛邪,整体调理。

(献方人:王银香)

方二:

【方名】参黄汤。

【主治】溃疡性结肠炎(便血不止)。

【方药】苦参 30g,黄柏 30g,大黄 15g,槐花 30g,黄连 15g,甘草 10g。

【用法】水煎 2 次,得药液 300ml,行保留灌肠,每次 150ml,早晚各 1 次。治疗 20 例,有效率 98%。

【功用】清热解毒,凉血止血。

【方解】苦参苦寒燥湿,黄柏、大黄、黄连清热凉血,槐花凉血止血,善治便血,甘草调和诸药。

(献方人:吴农荣)

肝硬化腹水

方一(外用):

【主治】肝硬化腹水。

【方药】甘遂 5g 研末,用大葱汁调成糊状。

【用法】将药糊敷于肚脐部,1~2 小时生效。

【功用】攻下逐水。

【方解】甘遂为逐水峻药,大葱利水通阳。此肝硬化腹水治标之法,只能改善症状,不能根治。

(献方人:吴农荣)

黄胆性肝炎

方一:

【主治】肝肾不足。

【方药】茵陈 30g。

【用法】将茵陈水煎去渣取汁,煮豆腐吃并喝汤,一日 3 次,连服半月。

【功用】滋肝补肾。

(献方人:张建民)

方二:

【主治】黄疸性肝炎。

【方药】柴胡 10g,酒芍 10g,川芎 10g,香附子 10g,枳壳 10g,甘草 6g,陈皮 10g,厚朴 10g,茵陈 10g,虎杖 10g,板蓝根 15g,白花蛇草 30g。

【用法】水煎服。

【功用】疏肝理气、清热利胆退黄。

(献方人:韩文绪)

乙型肝炎

【主治】肝胆湿热(乙型肝炎)。

【方药】黄芪 15g,丹参 15g,丹皮

10g,紫草 10g,茵陈 15g,栀子 15g,党参 12g,白术 12g,板蓝根 15g,秦艽 10g,白花蛇舌草 15g,茯苓 12g,桑寄生 12g,怀牛膝 10g,旱莲草 12g,白茅根 15g,炙鳖甲 15g。

【用法】水煎服,一日 1 剂。

【功用】补气健脾滋肾,清热化湿解毒。

【加减】正虚邪恋者,加淫羊藿、黄精,适当减少清热解毒药用量;湿热蕴结者,去黄芪;热毒壅盛者,加青黛、败酱草、生地;肝肾阴虚者,加女贞子、合欢皮、夜交藤。

(献方人:马维平)

高血压、高血脂

方一:

【方名】加味天麻钩藤饮。

【主治】肝肝阳上亢证,症见头痛耳鸣,眩晕眼花,烦躁失眠,手足震颤,甚或半身不遂,舌红苔黄脉弦。

【方药】天麻 15g,钩藤 20g,石决明 10g,栀子 10g,黄芩 10g,川牛藤 15g,杜仲 10g,益母草 10g,桑寄生 10g,茯神 10g,生山楂 30g,龙胆草 20g。

【用法】水煎服,石决明先煎。

【功用】平肝熄风,清热活血,补益肝肾。

(献方人:许有堂)

方二:

【主治】眩晕头痛、颜面潮红、精神易兴奋的高血压、高血脂患者。

【方药】芹菜籽 50g,洗干净的鲜芹菜 300g。

【用法】用纱布包好芹菜籽,放2000ml 水煎汤,调入洗净切碎的芹菜 150g,煮熟食菜,菜汤早、中、晚饮一杯,不怕辣者,可早中晚食生蒜 2 头;另将 150g 生芹菜切碎拌食醋适量生食。有降血压、血脂特效。

【功用】平肝解痉化痰,降压降脂。

(献方人:马正林)

方三:

【主治】原发性高血压病。

【方药】玄参 12g,麦冬 9g,牛膝 9g,茯苓 9g,钩藤 9g,菊花 9g,蝉衣 9g,代赭石 15g,龙骨 15g,牡蛎 15g,炙远志 15g。

【用法】水煎服,每天 1 剂,日服 2 次。

【功用】滋水涵木、潜阳熄风。

【加减】肾阴虚者加熟地、女贞子。

(民间单方)

便　秘

方一:

【主治】各种原因引起的便秘。包括老年、久病体弱在内的成年患者。

【方药】生白芍 30g,生甘草 20g,枳实 15g。

【用法】上药加水 1000ml 煎至约 400ml,煎两次兑匀分 2 次服,日 1 剂,孕妇慎用。

【功用】养阴柔肝,破气除积。

【加减】若患者表现畏寒、怕冷,大便坚硬等阳虚的可加附子 15g、干姜 15g,以温阳通便。若大便若羊粪,多属血虚,加当归 20g、九地 15g。

(献方人:张品国)

方二:

【主治】老年气虚型便秘。

【方药】黄芪 34g,党参 24g,白术、当归、陈皮、桑白皮各 12g,柴胡、升麻各 10g。

【用法】水煎服,每日 1 剂,分早晚 2 次温服。

【功用】补中益气,养阴通便。

(献方人:俞天爱)

流行性腮腺炎

方一:

【主治】肝胆实火上扰,症见头痛目赤,耳肿或湿热下注,症见阴囊肿。

【方药】新鲜败酱草。

【用法】新鲜败酱草每次 50g,煎汤熏洗患处,一日 2 次,用于腮部肿痛及毒窜睾腹之辨证。

【功用】泻肝胆实火,清下焦湿热。

(献方人:马正林)

方二:

【方药】黄连 4.5g,黄芩 4.5g,丹皮 6g,银花 6g,焦栀子 9g,甘草 9g。

【用法】水煎服。

【功用】清热解毒。

(献方人:谢修德)

方三:

【方药】连翘 9g,银花 9g,地丁 15g,板蓝根 30g。

【用法】水煎服。

【功用】清热解毒。

(献方人:柴世泽)

方四:

【方药】板蓝根 30g,防风 6g,天花粉 9g,柴胡 9g,黄芩 9g,葛根 15g,甘草 6g。

【用法】水煎服。

【功用】清热解表,软坚消肿。

(献方人:柴世泽)

方五:

【方药】青黛 1.5g,陈醋适量。

【用法】调成糊状外敷,每日 1 次。

【功用】清热解毒。

(民间单方)

方六:

【方药】蒲公英 60g,鸡蛋 2 个。

【用法】先将蒲公英洗净,捣如泥

状，再加蛋清调匀敷患处。

【功用】清热凉血。

（民间单方）

糖 尿 病

【主治】非胰岛素依赖性糖尿病。

【方药】生地 30g，山药 30g，天花粉 20g，石斛 20g，知母 20g，沙参 15g，麦冬 15g，泽泻 12g，五味子 6g。

【用法】水煎服，每天 1 剂，日服 2 次。

【功用】滋阴清热，生津止渴。

【加减】饥渴重者加，石膏、黄连；气虚者加，人参、黄芪。

老年性白内障

【方名】杞菊茶。

【主治】肝肾阴虚而致的两眼昏花，视物不明或眼睛干涩，迎风流泪。

【方药】枸杞 10g，菊花 10g。

【用法】开水泡茶服。

【功用】养阴平肝，滋水明目。

（献方人：马正林）

醉 酒

【主治】饮酒过度，口渴，胃气受伤。

【方药】葛花 20g。

【用法】加水 300ml，煮沸后 15 分钟分两次服。

【功用】醒酒止渴。

（献方人：马正林）

醋泡花生治疗高血压

【方法】将 500g 花生浸 500g 食醋中约 30 天，然后每天口服约 10 余颗，顿服或分次口服。疗效确切。

（民间单方验方）

醋制威灵仙治疗跟骨骨刺

【方法】将 500g 威灵仙研末后用 300g 食醋搅拌成糊状，然后外敷于患足跟部，用干净白布包裹，每日 1 次，效果较明显。

【禁忌】每次包裹最多不得超过 3 日，以免引起皮肤溃烂。

（民间单方验方）

葡萄酒泡洋葱治疗高血压

【方法】将 500g 洋葱浸泡于约 1000g 葡萄酒中约 5 天以上，每日服 30g，可治疗高血压，疗效较好。

（民间单方验方）

外　科

黄 水 疮

【主治】黄水疮，日久不愈。

【方药】青黛 6g，蛤粉 6g，煅石膏 6g，黄连 4.5g，黄柏 4.5g。

【用法】共研细粉，加适量麻油，温

开水调成糊状涂患处。

【功用】清热解毒,燥湿止痒。

(民间单方)

疥 疮

方一:

【主治】疥疮初起发痒。

【方药】硫黄 30g,冰片 3g,蓖麻籽 9g,雄黄 6g,木别子肉 3 个,大枫子肉 15g,枯矾 9g。

【用法】共研细粉,用猪油 120g 调匀,用纱布包好,放谷草火上烤热擦之。

【功用】祛风燥湿,解毒杀虫。

(献方人:徐进德)

方二:

【主治】疥疮搔痒出清水。

【方药】威灵仙 12g,蛇床子 15g,苦参 15g,白藓皮 9g,地骨皮 15g,当归 12g,荆芥 12g,防风 9g,二花 12g,艾叶 30g,甘草 12g,五倍子 9g,苍术 15g。

【用法】水煎温洗之。

【功用】除湿解毒,祛风止痒。

(献方人:李宝卿)

方三:

【主治】冻疮溃烂出清水。

【方药】白芨粉 15g,猪胰子 60g。

【用法】将猪胰子慢火烤热蘸白芨粉涂患处,每日 4 次。

【功用】润肌渗湿。

(民间单方)

方四:

【主治】痔疮出血不止。

【方药】槐花 9g,焦地榆 9g,黄芩 9g,桃仁 9g,麻仁 15g,陈皮 6g,生地 30g,丹皮 9g,生甘草 3g。

【用法】水煎服。

【功用】清肠解毒,凉血止血。

(献方人:李树瀚)

冻 疮

【主治】冻疮初患未溃,红肿痛痒。

【方药】艾叶 60g,花椒 1.5g,葱头 5 个。

【用法】煎汤熏洗患部。

【功用】通经活血。

(民间单方)

臁 疮 (下肢溃疡)

方一:

【主治】臁疮疼痛。

【方药】甘草 30g,白藓皮 30g,苍术 30g,艾叶 15g,黄柏 30g,防风 15g,大蓟 15g,木瓜 30g。

【用法】水煎熏洗,一日 3 次。

【功用】清热解毒。

(献方人:刘建叔)

方二:

【主治】臁疮红肿。

【方药】雄黄 15g,枯矾 15g,白芨

15g,白蔹 15g,硫黄 12g,冰片 9g,枯谷草灰 30g,刺猬皮灰 15g,狗骨灰 15g。

【用法】共研细粉,猪油调涂患处。

【功用】解毒杀虫,化瘀散结。

(献方人:刘建叔)

方三:

【主治】臁疮溃烂,久不收口。

【方药】五倍子 10g。

【用法】瓦上焙黄,研细粉,撒敷在溃疡面上。

【功用】敛疮解毒。

(献方人:刘建叔)

方四:

【方名】臁疮汤。

【主治】大隐静脉曲张及外伤后臁疮伤口久不愈合,周围皮肤色泽紫暗者。

【方药】生地 10g,赤芍 10g,川芎 10g,当归 10g,地龙 10g,枳实 10g,牛膝 15g,苍术 30g,薏米仁 30g,丁香 6g,败酱草 30g,蒲公英 30g,元参 10g,银花 10g。

【用法】水煎服,每日 1 剂,药渣布包热敷患处。

【功用】活血化瘀、通经活络、利湿解毒、促进伤口愈合。

【加减】湿热毒盛者可加知母 10g、黄柏 15g、栀子 10g、滑石 20g。偏寒者可加细辛 6g、独活 10g,去败酱草、蒲公英;肢体水肿明显者,可加猪苓 10g、泽泻 20g。

(献方人:聂囤元)

乳痈(乳腺炎)

方一:

【主治】乳房红肿发烧疼痛。

【方药】银花 30g,蒲公英 30g,黄酒为引。

【用法】水煎服。

【功用】清热解毒,消肿止痛。

(献方人:李开著)

方二:

【主治】乳痈肿痛,色青紫。

【方药】蒲公英 60g,连翘 60g,乳香 30g,陈醋 120g。

【用法】共研细粉,醋加热调匀敷患处。

【功用】清热解毒,消肿止痛。

(献方人:许明三)

方三:

【主治】乳房硬肿,疼痛难忍。

【方药】蒲公英 12g,银花 9g,穿山甲 9g,连翘 9g,生地 6g,丝瓜络 12g,通草 9g,芙蓉花 9g,甘草 4.5g。

【用法】水煎服。

【功用】清热解毒,消肿止痛。

(献方人:杨中齐)

方四:

【主治】用于肝气郁结，气滞血瘀，乳腺增生，乳房胀痛。

【方药】瓜蒌 12g，贝母 10g，海藻 12g，昆布 12g，鸡内金 12g，牡蛎 12g，山慈姑 12g，郁金 12g，当归 10g，白芍 10g，柴胡 10g，云苓 10g，白术 10g，炙草 6g，薄荷 3g，穿山甲 5g。

【用法】水煎服，一日 1 剂。

【功用】疏肝理气，活血化瘀。

（献方人：何生军）

发　癣

方一：

【主治】头皮起白屑发痒。

【方药】王不留行 30g，白芷 15g。

【用法】水煎洗头。

【功用】祛风解毒。

（献方人：杨国栋）

方二：

【主治】学龄儿童头部真菌性皮肤病。皮损特征是在头皮有圆形或不规则的覆盖灰白鳞屑的斑片。病损区毛发干枯无泽，常在距头皮 0.3~0.8cm 处折断而呈参差不齐。

【方药】独头蒜数枚。

【用法】将蒜去皮，捣碎取浓汁，用肥皂水洗净患处后，用蒜汁擦患处，一日 2 次。

【功用】消肿，解毒，杀虫。

（献方人：马正林）

脚　癣

方一：

【主治】脚癣痛痒。

【方药】樟脑 1.5g，硼砂 1.5g，枯矾 1.5g，冰片 0.6g。

【用法】共研细粉，先清洗患处，再用消毒棉花蘸药粉擦患处。

【功用】除湿解毒，祛风止痒。

（民间单方）

方二：

【主治】脚癣。

【方药】五倍子 30g，清醋 120g。

【用法】用瓷器放醋煮五倍子数分钟后，除渣用汁涂患处。

【功用】解毒杀虫。

（民间单方）

方三：

【主治】脚癣。

【方药】荔枝核 30g，陈醋 60ml。

【用法】将荔枝核研细加醋调成糊状擦患处。

【功用】解毒疗疮。

（民间单方）

方四：

【主治】脚趾缝起小黄疔，臭痒难忍。

【方药】枯矾 30g，五倍子 15g。

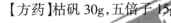

【用法】共炒焦研细,用凡士林调敷患处。

【功用】除湿解毒。

(民间单方)

方五:

【主治】手掌和手指内侧生癣粗厚皲裂。

【方药】当归 21g,紫草 9g,酥油 60g,黄蜡 9g,麻油 60g。

【用法】前二药用二油炸过,除渣加黄蜡溶化成膏,每日用药膏擦手 2 次,擦后火上烤干,同时内服知柏地黄丸。

【功用】祛风解毒。

(民间单方)

鹅掌风

方一:

【主治】手掌风和手指内侧脱皮发痒。

【方药】白胡麻 30g。

【用法】将胡麻捣烂,每日擦手 2 次。

【功用】除湿祛风。

(民间单方)

方二:

【主治】鹅掌风瘙痒脱皮。

【方药】九地 9g,生地 9g,知母 6g,黄柏 6g,白藓皮 6g,茯苓 9g,独活 6g,枸杞 9g,苁蓉 9g,白蒺藜 9g,菟丝子

9g,川牛膝 6g,银花 9g,甘草 4.5g。

【用法】水煎服。

【功用】滋养肝肾,祛风除湿。

(献方人:赵积文)

方三:

【主治】鹅掌风。

【方药】当归 15g,紫草 30g,公猪油 50g。

【用法】将公猪油 50g 煎沸后入当归、紫草煎,15 分钟滤渣后外用涂患处。

【功用】生肌、止痒。

【加减】痒甚者加蛇床子 10g。

(献方人:潘竟有)

风疹块 (荨麻疹)

方一:

【主治】风疹块奇痒。

【方药】地肤子 15g,苍耳子 15g。

【用法】水煎外洗。

【功用】除湿解毒。

(献方人:周上达)

方二:

【主治】遍身风刺疙瘩,瘙痒不堪。

【方药】黄芪 15g,桃仁 9g,赤芍 6g,红花 6g,当归 6g,山甲珠 6g,皂刺 6g,银花 4.5g,甘草 3g。

【用法】水煎服。

【功用】活血化瘀,祛风解毒。

（献方人：张章文）

方三：

【主治】全身发痒起块。

【方药】硫黄 3g，花椒 3g，鸽粪 5个。

【用法】共研细粉，用腊猪油调匀布包擦患处。

【功用】祛风解毒。

（献方人：郭能顺）

湿毒（湿疹）

【主治】寻常疣(俗名瘊子)。

【方药】木贼 30g，香附 30g。

【用法】水煎除渣熬成浓汁贮瓶中，早晚洗患处约 30 分钟。

【功用】活血化瘀，消肿散结。

（献方人：许明三）

烫 烧 伤

方一：

【主治】烧烫伤，创面油脓液。

【方药】地榆炭 30g，黄柏 30g，雄黄 1.5g，冰片 0.6g。

【用法】共研细粉，清油调敷患处。

【功用】清热解毒，消肿止痛。

（献方人：刘利来）

方二：

【主治】烧烫伤。

【方药】生龙骨 9g，生石膏 9g，大黄 9g，儿茶 9g。

【用法】共研细粉，开水调敷患处。

【功用】清热化瘀，解毒止痛。

（献方人：许明三）

跌 打 损 伤

方一：

【主治】扭伤气痛。

【方药】三七 3g，木香 8g，血竭 8g。

【用法】共研细粉，每服 3g，早晚用白酒送下。

【功用】活血化瘀。

（民间单方）

方二：

【主治】骨折。

【方药】黄芩 15g，黄柏 15g，大黄 9g，没药 8g，白芷 8g，乳香 3g。

【用法】共研细粉，开水调敷患处。

【功用】清热解毒，消肿行瘀。

（民间单方）

方三：

【方名】消肿接骨丸。

【主治】各种类型骨折。

【方药】党参 500g，川断 300g，当归 200g，牛膝 200g，大黄 150g，丹参 400g，血竭 100g，骨碎补 250g，补碎骨 200g，土鳖虫 300g，炙乳香 200g，杜仲 300g，煅自然铜 300g，等苏木 250g。

【用法】共为蜜丸，每丸 9g，每次 1 丸，一日 2 次。

【功用】活血化瘀、消肿止痛、续筋接骨。

【注意】孕妇禁用。

（献方人：李得荣）

方四：

【主治】腰扭伤气痛。

【方药】九地6g，当归6g，怀牛膝4.5g，没药2.1g，穿山龙3g，杜仲3g，木瓜4.5g，鳖甲18g，乳香2.1g。

【用法】共研细粉，每日服9g，开水冲服。

【功用】通经活络，散瘀止痛。

（民间单方）

方五：

【方名】四肢跌打损伤方（外伤洗剂Ⅰ号）。

【主治】四肢外伤早、中期，局部肿胀、疼痛明显，无皮肤裂伤者。

【方药】当归15g，红花10g，赤芍10g，元胡10g，炙没药6g，防风10g，花椒15g，牛膝10g，伸筋草15g，土鳖虫10g，丹参15g，川断10g，炙乳香6g，透骨草15g。

【用法】水煎30分钟后，药渣用布包裹局部热敷，待药液冷却40℃左右外洗，洗后局部按摩，关节功能锻炼。两日1剂。

【功用】活血化瘀、消肿止痛。

【注意】孕妇禁用。

（献方人：李得荣）

方六：

【方名】四肢跌打损伤方（外伤洗剂Ⅱ号）。

【主治】四肢外伤后期，局部肿胀，关节僵硬，功能受限者。

【方药】透骨草30g，当归15g，红花15g，苏木10g，泽泻10g，土鳖虫10g，丹参15g，猪苓10g，牛膝10g，泽兰10g，路路通10g，花椒10g，秦艽10g，伸筋草30g，茯苓10g。

【用法】水煎30分钟后，药渣用布包裹局部热敷，待药液冷却40℃左右外洗，洗后局部按摩，关节功能锻炼；两日1剂。

【功用】活血化瘀、利水消肿、舒筋活络。

【注意】孕妇禁用。

（献方人：李得荣）

方七：

【主治】外伤肿痛。

【方药】归尾15g，川芎9g，桃仁9g，乳香6g，甘草6g，枳壳6g。

【用法】水煎分服，一日1剂。

【功用】活血化瘀、消肿止痛

【注意】孕妇禁用。

（献方人：辛俊宝）

闪 腰 岔 气

【方名】身痛逐瘀汤加减。

【主治】腰扭伤。

【方药】当归 15g,赤芍 9g,桃仁 9g,乳香 6g,没药 6g,川断 9g,杜仲 9g,枳壳 6g,木香 6g,泽兰 9g,甘草 6g。

【用法】水煎分服,一日 1 剂。

【功用】活血化瘀、消肿止痛。

【注意】孕妇禁用。

（献方人：辛俊宝）

颈 项 强 直

【方名】桂枝葛根汤加减。

【主治】颈部肌肉紧张综合征,颈项强痛,不能转侧。

【方药】桂枝 9g,白芍 15g,葛根 20g,秦艽 10g,鸡血藤 30g,生姜 9g,甘草 6g。

【用法】水煎分服,一日 1 剂。

【功用】发表解肌,化瘀止痛。

（献方人:赵军章）

肠痛（包括急慢性阑尾炎）

方一:

【主治】肠痛初起,痛无定处。

【方药】大黄（后下）24g,芒硝（冲）15g,二花 30g,丹皮 15g,桃仁 9g,冬瓜仁 15g,枳壳 9g,当归 9g,桔梗 6g,连翘 9g,败酱草 30g。

【用法】水煎服。

【功用】清热解毒,活血化瘀。

（献方人：方海峰）

方二:

【主治】肠痛初起,右小腹疼痛拒按。

【方药】紫花地丁 60g,蒲公英 30g,苦参 6g,大黄（后下）15g。

【用法】水煎服。

【功用】清热解毒。

（献方人：许尔湘）

混合痔出血

【方名】乙字汤。

【主治】混合痔出血。

【方药】柴胡 10g,黄芩 10g,当归 10g,生地 20g,升麻 6g,甘草 6g,大黄 6g,丹参 15g,茯苓 10g,焦地榆 10g,槐花 10g。

【用法】水煎服取 300ml,一日 1 剂,连用 3~5 剂。

【功用】活血化瘀,凉血止血。

【方解】痔出血属瘀血内结,郁而化热,热邪迫血妄行,致便后鲜血淋沥不断,方中柴胡又名乙字,与升麻相伍善升阳举陷,益气行血,焦地榆、丹参凉血泄热,具活血祛瘀之功,与槐花、当归相伍相得益彰,瘀血除,出血止,酒大黄清热泻火,活血化瘀之功更甚,茯苓健脾,脾运健,血运畅,妄行之血得解,甘草调和诸药,诸药合用,共奏祛瘀生新,血运畅而出血止之功。

（献方人：许多美）

荨 麻 疹

方一：

【方名】消疹方。

【主治】阴血不足型荨麻疹,皮疹反复发作,迁延日久,午后或夜间加重,心烦,易怒,口干,手足心热,舌红少津,脉沉细。

【方药】当归15g,川芎10g,九地15g,白芍15g,黄芪15g,首乌15g,麻黄4g,防风10g,荆芥10g,甘草3g,刺蒺藜15g。

【用法】水煎服,一日1剂。

【功用】养血消疹止痒。

【方解】当归、川芎、九地、白芍、首乌养血,黄芪补中益气固表,蒺藜、麻黄、防风、荆芥防风散风疏表止痒,甘草和中。

（献方人：马国明）

方二：

【用法】取鲜韭菜约250g,将根部切出新茬,用切面擦患处,等擦净韭菜汁时,再切出新茬,继续涂搽患处,此为第一遍,停10分钟,如还痒,可涂擦第二遍,一般每次擦2~3遍,每日可擦3次。

（献方人：李玉莲）

通 排 汤

【方名】通排汤。

【方药】党参15g,白术10g,云苓10g,神曲20g,焦楂20g,当归10g,木香5g,枳壳10g,大黄(后下)5g。

【用法】水煎服,一日1剂。

【功用】补中益气、和胃降逆、理气导滞适用于腹部外科、妇产科术后的肠功能恢复,预防肠粘连。

（献方人：唐永福）

痹症 （肩周炎）

【主治】痹症(肩周炎)。

【方药】桂枝6g,桑枝15g,白芍10g,姜黄10g,生姜2片,制川乌6g,当归10g,甘草5g,大枣3枚。

【用法】水煎服,一日1剂。

【功用】调和营卫、温通筋脉。

（献方人：刘军）

骨 质 增 生

【主治】骨质增生,包括颈椎骨质增生、腰椎骨质增生、足跟骨质增生等引起的疼痛、麻木等症。

【方药】白芍30~60g,生甘草10g,木瓜10g,威灵仙15g。

【用法】水煎用,每日服1剂,每剂

分两次服用。

【功用】滋补肝肾、祛邪止痛。

【功用】本方多年来用在临床上治疗骨质增生病，收到良好的效果，而且还可以加减用来治疗胁痛、顽固性头痛以及痹证疼痛等病证。若颈椎骨质增生加葛根 30g、姜黄 10g；气虚者加生黄芪 15~30g；疼痛剧烈者加桃仁 10g、红花 10g。腰椎骨质增生加川续断 30g、桑寄生 30g。足跟骨质增生加牛膝 15g、淫羊藿 10g。因方中白芍用量较大，脾弱者服药后会出现便溏甚至腹泻，此时可加入白术或苍术 10~15g 以健脾祛湿。

【方解】骨痹汤是由芍药甘草汤加味而成。方中芍药、甘草酸甘化阴以缓筋急、药性守而不走；加入木瓜味之酸温，威灵仙药性之辛温，加强了柔筋缓急止痛作用，同时取其温通走窜的功效以达到祛寒、除湿、通络的目的。全方敛而不守、行而不燥、阴阳兼顾。

（献方人：张积荣）

腰　痛

方一：

【主治】劳伤腰痛（腰肌劳损）。

【方药】党参 30g，黄芪 30g，当归 30g，元胡 15g，牛膝 15g，杜仲 24g，川断 18g。

【用法】水煎服，一日 1 剂，分两次服。

【功用】补肾壮腰、益气止痛。

【加减】肾阴虚，加生地 60g、黄柏 15g；盗汗，加浮小麦 30g；肾阴虚，加肉桂 10g、制附片 18g；脾肾两虚，加砂仁（炒）12g、谷芽（炒）30g、山药 24g；白带多加金缨子 30g、荆芥穗 18g。

（献方人：李玉莲）

方二：

【方名】加味羌活胜湿汤。

【主治】风湿在表，腰背重痛，难以转侧，头疼头重，恶寒微热，苔白脉浮。

【方药】羌活 20g，独活 20g，藁本 20g，红花 10g，防风 10g，川芎 10g，木瓜 10g，元胡 10g，牛膝 10g，秦艽 10g，桑寄生 10g。

【用法】水煎服。

【功用】祛风胜湿。

（献方人：许有堂）

睾丸湿痒症

【主治】睾丸潮湿、瘙痒。

【方药】蛇床子 20g，苦参 20g，白矾 15g。

【用法】水煎而成服，一日 1 剂，连服 10 日。

【功用】燥湿、止痒。

【加减】湿甚者可加地肤子 30g。

（献方人：潘竞有）

无名肿毒

【主治】各种不明原因引起的未破溃的皮肤肿痛。

【方药】甘遂、芫花、甘草。

【用法】上三味药各等份共研细末，依据肿痛部位大小取适量药物，用醋调为稀糊状（为加强黏性，可适当掺点面粉），然后外敷肿痛部位，24 小时换 1 次。

【功用】解毒消肿。

【加减】本方不需加减。

【禁忌】不可内服。

（献方人：张品国）

神经性皮炎

【方药】雄黄 50g，防风 50g，乌梅 50g，轻粉 50g，食醋 500ml。

【用法】用食醋将药物煎 30 分钟，去渣取汁，用汁涂擦患处，每日 2 次。

【功用】化湿解毒，祛风止痒。

（献方人：张建民）

类风湿关节炎

【方名】熏洗方。

【主治】类风湿关节炎。

【方药】制马钱子 3g，半夏 20g，天南星 50g，冰片 20g，雷公藤 100g，洋金华 20g。

【功效】祛风除湿、活血止痛。

【用法】水煎 2000ml，先熏后洗。

（献方人：马正圻）

风湿性关节炎

【主治】风湿性关节炎。

【方药】黄芪 30g，桂枝 15g，赤芍 10g，九地 10g，川芎 10g，桃仁 10g，红花 6g，独活 10g，秦艽 10g，防风 10g，桑枝 10g，苡米 30g，萆薢 10g，川乌 6g，草乌 6g，千年健 15g。

【用法】水煎服。

【功效】祛风除湿、活血化瘀。

（献方人：韩文绪）

急性风湿性关节炎

【主治】湿热痹、湿热痹阻型。

【方药】生石膏 50g，银花 30g，防己 20g，萆薢 20g，秦艽 1g，薏苡仁 30g，桂枝 1g，黄柏 15g，苍术 15g，木通 10g，小豆 30g。

【功用】清热利湿、消肿止痛。

【服法】水煎服，一日 1 剂。

（献方人：汤希雄）

斑　秃

方一：

【主治】突然发病，头部一块或数块脱发区。圆形、初小后渐大。在脱发区无炎症，光滑，毛入口仍可见，常数月再生，初为细短毳毛，渐增粗变黑。

【方药】外包用药。鲜姜生姜50%，生半夏30%，野胡萝卜30%。

【用法】将上述各药按比例适量洗净捣烂如泥，用适量面粉调匀，患者剃光头后，涂上药物，用绷带包扎5天换药1次，为1疗程，约需5个疗程。注意：每次换药都要剃光头。药物变干，可洒点水。

【功用】促发生长。

（献方人：李光清）

方二：

【主治】血虚，头发脱落。

【方药】何首乌30g，醋100ml。

【用法】浸泡7天后，每日3次擦洗头皮。

【功用】补血生发。

（献方人：付丰盛）

蛇毒咬伤

（1）苦参2份，雄黄1份，共研细末，调成糊状，外敷患处，每日3次。（2）半枝莲捣烂，外敷患处，每日2次。

（献方人：李玉莲）

治黄褐斑、妊娠斑

【方药】绿豆60g，黑豆60g，赤小豆20g，金银花20g，赤芍20g，丹参20g，生地30g，甘草10g。

【用法】将上药熬制成浓缩液，以

500ml装瓶，每日3次，每次服20ml，3个月为1疗程。

（献方人：李玉莲）

妇　科

月　经　病

一、月经先期

方一：

【主治】月经先期，心烦胁痛，经色紫黑量多。

【方药】当归9g，白芍9g，黄芩6g，元胡6g，桃仁4.5g，红花4.5g，香附9g，五灵脂6g，炙草4.5g，生姜2片，大枣2个。

【用法】水煎分服，一日1剂。

【功用】舒肝解郁，清热凉血。

（献方人：许明三）

方二：

【主治】月经超前，胸胁胀满。

【方药】黄芩9g，丹皮6g，香附9g。

【用法】水煎分服，一日1剂。

【功用】清热凉血，理气解郁。

（献方人：许明三）

二、月经后期

方一：

【主治】月经过期，量少色淡，小腹

冷痛。

【方药】当归 30g,肉桂 6g,甜酒 500ml。

【用法】将药入酒内浸泡 1 周,每日 2 次,随量而饮。

【功用】温经散寒。

(献方人:李德卿)

方二:

【主治】月经过期,量少色淡,不思饮食。

【方药】党参 12g,焦术 12g,黄芪 9g,当归 9g,砂仁 6g,木香 3g,附片 6g,肉桂 9g,炮姜 4.5g,炒吴萸 6g,草蔻 6g,小茴香 6g,红花 1.5g,炙草 4.5g。

【用法】水煎分服,一日 1 剂。

【功用】温经散寒,调经活血。

(献方人:李德卿)

三、月经先后无定期

【主治】月经超前错后,胸胁胀满。

【方药】制香附 30g,丹参 60g,益母草 90g。

【用法】共研细粉,炼蜜为丸 9g 重,每日早晚各服 1 丸,开水冲服。

【功用】舒肝解郁,调经活血。

(献方人:许明三)

四、痛经

方一:

【主治】痛经。

【处方】当归 12g,川芎 6g,丹参 15g,五灵脂 10g,香附 10g,蒲黄 10g,白芍 10g,桃仁 10g,九香虫 6g。

【用法】水煎服,一日 1 剂。

【功用】温经止痛,活血化瘀。

【方解】当归、丹参、五灵脂、蒲黄养血活血,川芎、香附行气止痛,白芍柔肝缓急,九香虫祛瘀通络。

(献方人:孟绳武)

方二:

【方名】化膜汤加减。

【主治】经期腹痛。

【方药】蒲黄 10g,五灵脂 10g,三棱 10g,莪术 10g,酒军 10g,乳香 10g,山楂 10g,血竭 10g,元胡 10g,白芍 10g,川芎 10g。

【用法】水煎服,每日 1 剂。

【功用】活血化瘀止痛。

(献方人:马春霞)

方三:

【主治】各型痛经。

【方药】制香附 12g,丹参 20g,肉桂 6g,川芎 5g,泽兰 15g,木香 10g,元胡 10g,赤芍 10g,红花 10g。

【用法】一日 1 剂,水煎,早晚分服。

【功用】调气行血、疏达冲任。

【加减】小腹冷痛经色淡加炮姜 6g、乌药 12g;血量多加艾叶炭 10g 去红花;经后隐痛量少色淡加炙黄芪 12g、补骨脂 12g;胁痛乳胀加郁金 10g、柴胡 8g、路路通 10g;经血淋漓不畅加桃仁 12g。

（献方人：李玉莲）

五、经期头痛头晕

【主治】妇女经期头痛头晕。

【方药】生地 10g,当归 20g,川芎 15g,白芍 10g,柴胡 10g,白术 10g,云苓 10g,陈皮 10g,珍珠母 20g,旱莲草 20g,韭籽 10g,枸杞 10g,磁石 30g,山萸肉 10g,菊花 10g。

【用法】水煎分服,一日 1 剂。

【功用】滋阴补血;安神定志。

（献方人：马正圻）

六、闭经

【主治】闭经数月,面色苍白,精神疲倦,四肢无力。

【方药】党参 12g,茯苓 12g,焦术 12g,当归 12g,九地 9g,炙芪 12g,补骨脂 9g,香附 9g,山药 30g。

【用法】水煎分服,一日 1 剂。

【功用】健脾益气,养血通经。

（献方人：许明三）

七、倒经

【主治】经期吐衄。

【方药】当归 9g,生地 9g,白芍 6g,川芎 3g,黄连 4.5g,黄芩 9g,大黄 6g,焦地榆 9g。

【用法】水煎分服,一日 1 剂。

【功用】清热凉血。

（献方人：张永忠）

八、绝经前后诸症

方一：

【主治】气虚所致更年期功血。

【方药】红参 15g,麦冬 15g,五味子 15g。

【用法】上药加水煎 30 分钟取汁,约 250ml,日服 2 次。连服 7~10 剂。

【功用】健脾益气固本,养血复脉。

【加减】气虚甚者加黄芪 45g、太子参 30g、白术 10g、炙甘草 10g;血瘀者加茜草炭 10g、蒲黄炭 10g、三七粉 2g;肾虚者加杜仲 10g、菟丝子 10g,酌加阿胶。

（献方人：李玉莲）

方二：

【主治】阴虚阳亢,肾虚肝郁症。

【方药】菟丝子 30g,白芍 30g,当归 30g,熟地 15g,白茯苓 l0g,荆芥穗 6g,柴胡 10g。

【用法】水煎分服,一日 1 剂。

【功用】滋肾养肝,调和阴阳。

【加减】眩晕目涩,加菊花 10g、枸杞子 12g;头痛腰酸,经量多,加女贞子 15g、旱莲草 30g;头痛舌有瘀点,加川芎 12g、丹参 20g;失眠多梦,加酸枣仁

15g、柏子仁 12g、夜交藤 20g;心烦易怒、舌红,加栀子 10g、珍珠母 30g;面部潮红,舌红,加生地 30g、知母 10g、黄柏 6g。

(献方人:李玉莲)

带 下 病

方一:

【方名】加味完带汤。

【主治】脾虚带下、湿热带下。

【方药】党参 10g,白术 10g,苍术 10g,山药 15g,荆芥 10g,车前子(另包) 10g,柴胡 10g,陈皮 10g,牡蛎 10g,龙骨 10g,芡实 10g,黄柏 10g,扁豆 10g,甘草 6g。

【用法】用水 800ml,约取 300ml,分早晚两次水煎服。

【功用】健脾清热,利湿止带。

(献方人:马思敏)

方二:

【方药】大黄、三七、白芨各等份。

【用法】将其研面装入胶囊,塞入阴道,每晚 1 次,2 周 1 疗程。

【功用】清热解毒,祛腐生肌。

(献方人:张玉梅)

方三:

【方名】升陷汤合四妙散。

【主治】带下病(盆腔积液、盆腔炎)。

【方药】生黄芪 30g,红力参 10g,白术 10g,云苓 10g,升麻 10g,柴胡 10g,知母 10g,黄柏 15g,苍术 30g,薏米仁 30g,当归 15g。

【用法】水煎服,每日 1 剂。

【功用】补中益气、利水渗湿。

【加减】盆腔积液量多加泽泻 10g、车前子 10g 以增强利水渗湿之效;痛经加白芍 30g、吴萸 10g 温经止痛;肝肾不足加杜仲 15g、枸杞 15g、仙灵脾 15g。

(献方人:聂团元)

方四:

【主治】素体阳虚,白带绵绵不止。

【方药】白芍 30g,陈皮 15g,炮姜 9g,甘草 3g。

【用法】水煎分服,一日 1 剂。

【功用】温中散寒,健脾止带。

(献方人:郝文林)

方五:

【主治】带下黄白交杂,腰酸腿困。

【方药】山药 30g,萆薢 24g,莲肉 9g。

【用法】水煎分服,一日 1 剂。

【功用】健脾除湿。

(献方人:何世宥)

方六:

【主治】赤白带下,腰膝酸困。

【方药】白果仁 15g,莲肉 15g,苡米 30g,胡椒 4.5g,乌鸡 1 只。

【用法】乌鸡除去内脏,将药研末装入鸡腔内,用砂锅煮烂分次服之。

【功用】补肾利湿。

(献方人:汤正三)

方七:

【方名】加味完带汤。

【主治】脾虚肝郁,湿浊下注,症见带下色白或淡黄,缠绵不已,清稀无臭,倦怠少气,舌淡苔白,脉缓或弱。

【方药】苍术 20g,白术 10g,党参 20g,柴胡 10g,甘草 10g,山药 20g,荆芥穗 10g,车前子 10g,白芍 10g,升麻 10g,益母草 10g,芡实 15g。

【用法】水煎分服,一日 1 剂。

【功用】补中健脾,化湿止带。

(献方人:许有堂)

妊 娠 病

一、妊娠恶阻

【主治】发烧头痛,呕吐不思饮食。

【方药】芦根 15g,黄芩 9g,甘草 9g。

【用法】水煎分服,一日 1 剂。

【功用】清热安胎。

(献方人:李燕君)

二、妊娠腹痛

方一:

【主治】妊娠腹痛,下肢浮肿。

【方药】当归 9g,白芍 9g,云苓 9g,川芎 6g,泽泻 6g,白术 9g。

【用法】水煎分服,一日 1 剂。

【功用】活血利水。

(献方人:李燕君)

方二:

【主治】妊娠数月,饮食停滞,胃脘胀痛。

【方药】白术 9g,陈皮 9g,厚朴 6g,草蔻 6g,山楂 6g,苏梗 9g,甘草 6g,生姜 3 片。

【用法】水煎分服,一日 1 剂。

【功用】健脾和胃,调理胎气。

(野猪湾医疗站)

三、子肿

【主治】妊娠浮肿,下肢更甚,阴唇肿胀,腰冷身痛。

【方药】白术 9g,茯苓 9g,干姜 6g,甘草 6g。

【用法】水煎分服,一日 1 剂。

【功用】温阳利水。

(野猪湾医疗站)

四、胎动不安

方一:

【主治】妊娠因持重物,小腹下坠,胎动不安。

【方药】艾叶 30g,鸡蛋 4 个。

【用法】艾叶煎汤除渣,打入鸡蛋煎熟后吃蛋喝汤。

【功用】理气安胎。

（野猪湾医疗站）

方二：

【主治】妊娠胎动见血，腰腹胀痛。

【方药】黄芪 15g，当归 15g，川芎 4.5g，酒白芍 9g，九地 9g，黄芩 4.5g，阿胶 15g，焦艾叶 15g，白术 9g，砂仁 9g，香附 6g。

【用法】水煎分服，一日 1 剂。

【功用】益气安胎，敛阴止血。

（献方人：方海峰）

方三：

【方名】圣愈汤合寿胎丸加减。

【主治】妊娠早期，阴道不规则少量流血，伴下腹坠痛。

【方药】党参 20g，黄芪 20g，阿胶 10g，白芍 10g，川芎 10g，炮姜 6g，杜仲 20g，续断 15g，甘草 6g，台乌 10g。

【用法】水煎服，一日 1 剂。

【功用】益气活血、固摄安胎。

（献方人：马春霞）

产　后　病

一、恶露不尽

【主治】后恶露不绝，色紫气臭。

【方药】生地 30g，当归 12g，白芍 15g，阿胶 9g，黄芩 6g，炙草 4.5g，焦地榆 9g，藕节炭 9g，焦芥穗 4.5g，焦蒲黄 9g。

【用法】水煎分服，一日 1 剂。

【功用】凉血止血。

（献方人：李育生）

二、产后身痛

方一：

【主治】产后血虚，感受风寒，遍身疼痛或四肢拘挛。

【方药】黄芪 30g，桂枝 15g，白芍 9g，附片 6g，当归 12g，川芎 9g，枸杞 9g，防风 9g，荆芥 8g，炙草 6g，煨姜 2 片，大枣 2 枚。

【用法】水煎分服，一日 1 剂。

【功用】温经散寒，扶正解表。

（献方人：许明三）

方二：

【主治】产后血虚，四肢疼痛麻木。

【方药】黄芪 15g，桃仁 9g，红花 6g，当归 12g，白术 9g，川芎 6g，小蓟 15g，麻绳灰（冲）30g。

【用法】水煎分服，一日 1 剂。

【功用】活血化瘀。

（献方人：张百川）

三、产后头痛

【主治】产后血虚头痛，面色苍白。

【方药】生地 12g，当归 9g，川芎 4.5g，白芍 9g，党参 18g，黄芪 15g，白术 9g，甘草 8g，蔓荆子 9g。

【用法】水煎分服，一日 1 剂。

【功用】益气补血。

（献方人：许明三）

四、产后便秘

方一：

【主治】产后血虚，大便秘结。

【方药】生地 9g，当归 12g，枳壳 9g，柏子仁 9g，炙杏仁 6g，麻仁 15g。

【用法】水煎分服，一日 1 剂。

【功用】润肠通便。

（民间单方）

方二：

【主治】产后阴虚，大便秘结。

【方药】元参 30g，生地 24g，麦冬 24g，枳壳 9g，郁李仁 9g。

【用法】水煎分服，一日 1 剂。

【功用】滋阴润燥。

（献方人：李燕君）

五、产后不眠

【主治】产后头晕眼花，心悸不眠。

【方药】柏子仁（去油）12g，酸枣仁 12g，五味子 6g，远志 6g。

【用法】水煎分服，一日 1 剂。

【功用】养心安神。

（民间单方）

六、产后发热

【主治】产后发热，恶寒无汗，头痛身痛，门干不欲饮。

【方药】当归 9g，川芎 6g，白芍 9g，荆芥 9g，大枣 5 枚，防风 6g，紫苏 9g，炮姜 4.5g，桂枝 9g，生姜 3 片。

【加减】微恶寒，口干渴，舌红，脉数加二花 9g、连翘 9g、花粉 9g。

【用法】水煎分服，一日 1 剂。

【功用】温经散寒，祛风止痛。

（民间单方）

七、产后遗尿

方一：

【主治】产后小便频数不禁。

【方药】桑螵蛸 15g，煅龙骨 30g。

【用法】共研细粉，米粥调下，每日 2 次，每次 6g。

【功用】固精缩尿。

（民间单方）

方二：

【主治】产后气虚，小便频数不禁。

【方药】党参 15g，黄 15g，升麻 6g，柴胡 4.5g，桑螵蛸 9g，炙草 4.5g。

【用法】水煎分服，一日 1 剂。

【功用】益气固本。

（民间单方）

八、产后乳汁不通

方一：

【主治】产后乳汁过少。

【方药】炙黄芪 12g，党参 9g，当归 9g，白术 9g，炙草 6g，炮山甲 9g，通草 6g，酒芎 6g，漏芦 6g，王不留行 6g。

【用法】水煎分服,一日 1 剂。

【功用】补气通经。

(民间单方)

方二:

【主治】产后乳汁不通。

【方药】王不留行 15g,炮山甲 9g,新鲜猪蹄 2 个。

【用法】水煎至猪蹄熟,吃肉喝汤。

【功用】补血通乳。

(献方人: 辛俊宝)

九、乳汁自出

【主治】产后气虚,乳汁涌出不止。

【方药】党参 30g,黄芪 18g,白术 9g,九地 9g,茯苓 6g,当归 6g,白芍 9g,川芎 6g,肉桂 4.5g,炙草 4.5g。

【用法】水煎分服,一日 1 剂。

【功用】补气养血。

(献方人: 许明三)

十、断乳 (回乳)

方一:

【主治】产后回乳。

【方药】当归尾 9g,赤芍 6g,红花 9g,牛膝 9g。

【用法】水煎临睡服之。

【功用】引血下行。

(献方人: 许明三)

方二:

【主治】产后回乳。

【方药】炒麦芽 60g。

【用法】水煎频服。

【功用】疏通脾气。

(献方人: 谢修德)

妇 科 杂 病

一、阴痒

方一:

【主治】阴部瘙痒,白带多。

【方药】蛇床子 15g,鸦胆子 9g,黄连 6g,白头翁 15g,黄柏 6g,苦参 15g。

【用法】水煎熏洗外阴部,每晚 1 次。

【功用】清热解毒,燥湿杀虫。

(献方人: 谢修德)

方二:

【主治】阴肿阴痒(滴虫性阴道炎)。

【方药】蛇床子 60g,五倍子 15g,花椒 3g。

【用法】水煎熏洗外阴部,每晚 1 次,连用七八次。

【功用】祛风解毒。

(献方人: 柴世泽)

二、不孕症

方一:

【主治】月经不调,久不受孕。

【方药】当归 9g, 川芎 6g, 元胡 4.5g,丹皮 6g,白芍 4.5g,九地 6g,吴萸 6g,茯苓 6g,香附米 9g。

【加减】血寒加炮姜 9g、砂仁 6g,去丹皮;血虚加黄芪 12g;血瘀加桃仁 6g、红花 6g;小腹痛加草果 9g。

【用法】水煎分服,一日 1 剂。

【功用】补血调经。

（献方人：张百川）

方二:

【主治】妇女不孕,月经不调。

【方药】苁蓉 40g,覆盆子 36g,川芎 36g,艾叶 9g,蛇床子 36g,菟丝子 36g,白芍 30g,煅牡蛎 24g,乌贼骨 24g,五味子 15g,防风 15g,黄芩 15g。

【用法】共研细粉,炼蜜为丸 9g 重,每日 2 次,早晚盐汤 2 盅服 1 丸。

【功用】滋阴壮阳,调经活血。

（献方人：许明三）

方三:

【主治】月经不调,日久不孕。

【方药】续断 6g,沙参 6g,焦杜仲 6g,当归 6g,益母草 6g,川芎 3g,砂仁 1.5g,香附 6g,橘红 3g,红花 1.5g。

【用法】水煎服。由月经第一天起,每日 1 剂,服至月经干净为止。如仍不孕,下次月经期再服。

【功用】活血化瘀,滋阴固肾。

（民间单方）

三、阴挺

方一:

【主治】脱肛、子宫脱垂。

【方药】黄芪 60g,防风 10g,枳壳 10g。

【用法】水煎服,一日 1 剂,连服 14 日。

【加减】脾胃虚者可加白术 30g。

【功用】补中益气。

（献方人：潘竞有）

儿　科

小儿脾虚腹泻

【方名】加味五味异功散。

【主治】食少不化,胸脘胀痛,或吐或泻。

【方药】党参,白术,云苓,陈皮,山药,扁豆,炙甘草,肉蔻,粟壳(炙),石榴皮,车前子(另包)。

【用法】分早晚两次水煎服。

【功用】益气健脾,和胃止泻。

【加减】剂量根据儿童年龄适当增减。

（献方人：马思敏）

小　儿　食　土

【主治】小儿因脾虚所致食土。

【方药】苍术 20g,茯苓 20g,砂仁 20g,使君肉 15g,茵陈 15g,黄连 10g。

【用法】共研末,1~5 岁小孩每次服

6g，一日 2 次。

【功用】健脾燥湿。

【加减】严重者配合脊柱推拿法。

（献方人：张　鸿）

遗　尿

【主治】小儿遗尿。

【方药】熟地 10g，茯苓 10g，山药 20g，桑螵蛸 10g，麻黄 6g，官桂 6g，台乌 6g，益智仁 10g，益智仁 10g，小茴香 10g。

【用法】水煎服。

【功用】清热燥湿、补肾缩尿。

【加减】成人肾虚者可加覆盆子 10g、金樱子 10g。

（献方人：张　鸿）

小儿积滞（腹痛饮食积滞证）

【验方】莱菔鸡金汤。

【主治】一切食积。脘腹痞满胀痛、嗳腐吞酸、恶食呕逆或大便泄泻、舌苔厚腻、脉滑。

【方药】炒莱菔 10g，鸡内金 10g，焦楂 10g。

【用法】水煎 2 次，分两次服，婴幼儿减量至 1/3~1/2，可频服，中病即止。

【功用】消食化积，和中导滞。

【加减】小儿食积兼有脾虚者，可加白术 5g，消中兼补，对于小儿食积用疗

尤宜。

（献方人：马正林）

小儿多动秽语综合征

【主治】小儿多动秽语综合征。

【方药】珍珠母 30g，钩藤 10g，夜交藤 15g，炒鳖甲 15g，生百合 15g，生地 10g，生白芍 10g，炒白术 10g，炒枣仁 10g，当归 6g，柏子仁 10g，玉竹 10g。

【用法】水煎服，一日 1 剂。

【功用】养阴清心，平肝和胃，镇静安神。

【加减】临床中若伴有低热者，可加生石膏 30g、薄荷叶 6g；若有头痛者，可加夏枯草 10g、蝉衣 6g；若有痰鸣者，加胆南星 6g、川贝母 6g；若大便干燥，小便黄赤，可加细大黄 6g、黄芩 6g；若腹胀厌食者，可加槟榔 6g、厚朴花 6g。

（献方人：马维平）

腹　痛

【主治】主治小儿中下焦虚寒症，症见胃腹胀痛，时作时止，口涎多，纳单，小便频，舌淡苦薄，脉沉。

【方药】制附片 6g，黄连 2g。

【用法】水煎服，一日 1 剂。

【功用】温脾散寒。

【加减】便溏者加党参 5g、云苓 5g、焦术 5g、炒扁豆 5g，纳差加焦三仙各

5g,下焦积热者,制附片与黄连剂量颠倒,久病者加当归 5g、丹参 5g,因小儿脾常不足,胃常有余,故临床上偏寒者居多,对于临床中证不明,小儿经常诉说腹痛,无其他症者,可直接按寒者治之,效果良好。

(献方人:段青山)

腹　泻

【主治】小儿脾虚之泻泄证,症见小儿便溏,不成形或顽固不化,不伴发热者。

【方药】肉桂 5g,吴萸 5g,花椒 5g,干姜 5g,防风 5g。

【用法】共研粗粉,分两次,用纱布包裹敷脐,24 小时 1 换，一般一剂而愈。

【功用】温中散寒。

(献方人:段青山)

麻　疹

方一:

【主治】麻疹将出,面红发烧。

【方药】升麻 3g,葛根 4.5g,牛籽 4.5g,甘草 1.5g,桔梗 3g,银花 1.5g,紫苏 1.5g,炙杏仁 3g。

【用法】水煎服。

【功用】透疹解表。

(献方人:李德卿)

方二:

【主治】麻疹后咳血。

【方药】桑白皮 4.5g,连翘 3g,沙参 6g,竹叶 1.5g,元参 4.5g,贝母 4.5g,橘红 3g,梗 4.5g,甘草 3g,犀角 0.6g。

【用法】水煎服。

【功用】清热凉血。

(献方人:叶阳山)

方三:

【主治】疹出不透,身热无汗,头痛呕吐。

【方药】升麻 1.5g,葛根 3g,赤芍 2.4g,苏叶 3g,川芎 1.5g,牛籽 3g,甘草 3g。

【用法】水煎服。

【功用】解表透疹。

(献方人:李树瀚)

急 慢 惊 风

方一:

【主治】鼻煽气促,喘息上逆,时有惊厥。

【方药】黄连 3g,天竺黄 6g,僵蚕 3g,贝母 6g,钩丁 4.5g,五味子 3g,南星 6g,蝉衣 3g,冰片(另调)0.6g,大黄(后下)6g。

【用法】水煎服(药量依年龄增减)。

【功用】清热熄风,止咳平喘。

(献方人:李育生)

方二：

【主治】小儿咳嗽发烧，呼吸困难。

【方药】大青叶 9g，连翘 6g，二花 9g，桑皮 6g，元参 6g，黄芩 6g，贝母 4.5g，炙杏仁 6g，甘草 3g。

【用法】水煎服。

【功用】清热解表，止咳平喘。

（献方人：方海峰）

方三：

【主治】小儿喘咳，呼吸短促。

【方药】当归 6g，生地 6g，麦冬 6g，冬花 6g，甘草 3g，百合 6g，苏子 6g，桔梗 6g，贝母 4.5g，冰糖 6g。

【用法】水煎服。

【功用】滋阴清热，止咳祛痰。

（献方人：李育生）

方四：

【主治】小儿发烧喘咳，呼吸困难，或紫绀惊厥。

【方药】黄连 1.5g，全蝎 3g，白附子 3g，甘草 1g，天竺黄 3g，天麻 3g，钩丁 1.5g，生地 4.5g，木通 2.4g，胆南星 3g，灯芯竹叶少许。

【用法】水煎服。

【功用】祛风镇静，清热化痰。

（献方人：唐友三）

方五：

【主治】小儿急惊风。

【方药】羌活 3g，防风 3g，天麻 1.5g，全蝎 1.5g，僵蚕 1.5g，蝉衣 1.5g，甘草 3g，竹叶 1.5g，竹茹 1.5g，灶心土一块。

【用法】水煎服。

【功用】清热熄风。

（献方人：许明三）

方六：

【主治】小儿潮热惊啼。

【方药】木通 3g，车前子 3g，麦冬 3g，甘草 1.5g，蝉衣 2.1g，防风 2.4g，白芍 3g。

【用法】水煎服。

【功用】清热熄风。

（献方人：许明三）

方七：

【主治】小儿吐泻不止，昏迷抽搐。

【方药】党参 6g，白术 3g，茯苓 3g，木香 1.5g，僵蚕 3g，白附子 3g，天麻 3g，甘草 1.5g，生姜 1 片，大枣 1 枚。

【用法】水煎服。

【功用】健脾益气，祛风止痉。

（献方人：许尔湘）

方八：

【主治】小儿脾虚泄泻，手足抽搐。

【方药】肉桂 3g，丁香 3g，干姜 3g，黄连 3g。

【用法】共研细粉，每日 3 次，每次 1.5g，开水冲服。

【功用】温中健脾。

（民间单方）

方九：

【主治】小儿肺炎，发烧咳嗽，鼻煽抽搐。

【方药1】炙麻黄、知母、贝母、杏仁、橘红、桔梗各4.5g，二花9g，生石膏15g，甘草2g，僵蚕8g（炒黄研末另冲）。

【用法】水煎100ml，分3次服。

【功用】清热利肺，止咳平喘。

【方药2】党参、贝母、苏子、知母各4.5g，冬花、紫苑、诃子、桔梗、二花、白芨、栀子、粟壳各6g，僵蚕、白芥子、甘草各4.5g。

【用法】水煎100ml，早晚各服1次。

【功用】清热解毒，润肺止咳。

【疗效】经临床用于治疗126例小儿肺炎，有效率达90%以上，其中对病毒性肺炎、麻疹肺炎疗效更佳。

（献方人：许尔湘）

小 儿 夜 啼

方一：

【方药】蝉衣3g，薄荷1g。

【用法】水煎服。

【功用】疏风解热。

（献方人：杨国栋）

方二：

【方药】山药1.5g，台乌1.5g，蝉衣1.5g，灯芯草、竹叶为引。

【用法】水煎服。

【功用】散风解痉。

（献方人：王子明）

方三：

【方药】苍术1.5g，厚朴1.2g，陈皮1.2g，山楂1.5g，甘草1.5g，生姜1片。

【用法】水煎服。

【功用】消食化积。

（献方人：许尔湘）

方四：

【主治】小儿口舌生疮，不能食乳。

【方药】生吴萸6g。

【用法】研细粉，用陈醋调成糊状涂在足心。

【功用】引火下行。

（献方人：辛俊宝）

小儿口舌糜烂

【方药】黄柏6g，蜂蜜6g。

【用法】前药研细加蜂蜜调成糊状外敷口舌。

【功用】清热解毒。

（献方人：杨国栋）

小 儿 流 涎

方一：

【主治】小儿流涎。

【方药】白术 1.5g，陈皮 1.5g，青皮 3g，丁香 3g，半夏 3g。

【用法】水煎服。

【功用】健脾和胃。

（献方人：许文秀）

方二：

【主治】小儿乳积，腹部胀满。

【方药】莱菔子 6g，砂仁 3g，鸡内金 3g，煨姜 1 片，灶心土 1 块。

【用法】水煎服。

【功用】消食化积。

（献方人：刘利来）

方三：

【主治】小儿内伤饮食。

【方药】芡实 6g，薏米 6g，建曲 3g，麦芽 3g，山楂 3g，甘草 3g，生姜 2 片。

【用法】水煎服。

【功用】健脾胃，消食积。

（献方人：刘永大）

吐 泻

【主治】小儿腹泻日久不愈。

【方药】煨肉蔻 6g，诃子 6g，煅龙骨 6g，枯矾 3g，赤石脂 6g，砂仁 3g，木香 3g。

【用法】水煎服。

【功用】温中、固肠、止泻。

（献方人：唐友三）

二 便 不 利

方一：

【主治】新生儿无尿腹胀。

【方药】大葱 250g。

【用法】将葱捣烂分成两份炒热，轮换熨小腹部，以尿通为度。

【功用】行气利水。

（献方人：杨国栋）

方二：

【主治】小儿发烧，小便不利。

【方药】儿茶 3g，萹蓄 3g。

【用法】水煎服。

【功用】清热利尿。

（献方人：许明三）

小 儿 便 血

【主治】小儿鼻衄便血。

【方药】炒蒲黄 3g，生地 3g，血余炭 3g。

【用法】水煎服。

【功用】清热止血。

（民间单方）

小 儿 夜 尿、遗 尿

方一：

【主治】小儿肾气不固，夜尿。

【方药】桑螵蛸 9g，远志 6g，菖蒲

6g,龙骨 6g,党参 9g,茯神 6g,当归 6g,龟板 6g。

【用法】水煎,分 4 次服。

【功用】安神固肾。

(民间单方)

方二:

【主治】小儿夜尿。

【方药】韭菜籽 9g,面粉 30g。

【用法】研细加面粉做饼蒸熟睡前吃,连吃 7 天。

【功用】温肾壮阳。

(民间单方)

方三:

【主治】小儿夜尿。

【方药】覆盆子 9g,乌药 9g,益智仁 9g,山药 9g,补骨脂 9g。

【用法】水煎服,每日 1 剂,连服 7 天。

【功用】补肾缩尿。

(民间单方)

方四:

【主治】小儿遗尿。

【方药】桑螵蛸 45g,益智仁 15g。

【用法】共研粗末,每晚水煎服 15g,8~12 岁小儿每次可用 30g。

【功用】益肾缩尿。

(民间单方)

脱　肛

方一:

【主治】小儿脱肛。

【方药】党参 15g,升麻 4.5g,诃子 6g,炙草 4.5g,生姜 1 片,大枣 2 枚。

【用法】水煎服。

【功用】益气升阳。

(民间单方)

方二:

【主治】小儿脱肛(外用方)。

【方药】花椒 9g,艾叶 15g。

【用法】将上药水煎洗肛门,再以旧布鞋底蘸醋烤热熨之。

【功用】祛风解毒,收涩固脱。

(民间单方)

方三:

【主治】小儿脱肛,日久不愈。

【方药】黄芪 120g,防风 1.5g,升麻 3g,白芍 9g,枳壳 4.5g,甘草 2g。

【用法】水煎,分两次服,连服 7 剂。

【功用】补中益气。

(献方人:许尔湘)

小儿气管炎

【主治】小儿气管炎。

【方药】炙麻黄 6g,杏仁 6g,石膏 10g,甘草 5g,枇杷叶 6g,麦冬 6g,赤芍 6g,贝母 6g,僵蚕 6g,钩丁 6g,二花 6g,薄荷叶 5g。

【用法】水煎服。

【功用】清热化痰、宣肺平喘。

（献方人：韩文绪）

五 官 科

口 腔 溃 疡

【方名】加味清味散。

【主治】阴虚内热，胃火亢盛。

【方药】升麻 6g，黄连 10g，当归 10g，生地 10g，栀子 10g，丹皮 10g，石膏 10g，大黄 10g，甘草 6g。

【用法】分早晚两次水煎服，儿童剂量酌减。

【功用】清胃泻火，消肿止痛。

可同时另用单方：取吴萸 10g 研成粉末，醋调至糊状敷两足心一昼夜。

（献方人：马思敏）

口 疮

【主治】口腔溃疡较多，或满口糜烂、周围红赤，疼痛烦躁，口臭涎多，小便短黄，大便干结，舌红苔黄，脉滑数。

【方药】厚朴 10g，大黄 10g，杏仁 10g，麦冬 20g，玄参 20g，枳实 10g。

【用法】水煎服，每日 1 剂。

【功用】清热解毒，通腑泻火。

（献方人：李光清）

小 儿 目 眨

【方名】天麻钩藤饮加减。

【主治】小儿眼睑频频眨动，不能自主控制的状态。

【方药】天麻 5g，钩藤 5g，栀子 5g，石决明 5g，黄芩 5g，桑叶 5g，菊花 5g，防风 5g，柴胡 5g。

【用法】水煎服，一日 1 剂。

【功用】养血、熄风、柔肝。

（献方人：王开琦）

病毒性角膜炎

【方名】加味修肝散加减。

【主治】眼痛、畏光、流泪、眼睑痉挛。

【方药】黄芩 10g，鱼腥草 30g，板蓝根 30g，石决明 10g，土茯苓 5g，薄荷 5g，菊花 5g，防风 5g，栀子 10g，连翘 10g，金银花 10g，当归 10g，赤芍 10g，川芎 10g。

【用法】水煎服，一日 1 剂。

【功用】养血、熄风、柔肝。

（献方人：王开琦）

过敏性鼻炎

【主治】鼻痒、鼻流清涕，鼻塞、甚或不闻香臭。

【方药】细辛 5g，白芷 15g，辛夷 15g，川芎 15g，漏芦 20g，薄荷 10g。

【用法】将上药共研成细面,以 10g 生药面加 7 根 6cm 长的洗净带须葱白。先将葱白捣烂,除去粗纤维后与药面搅拌,加香油调成糊状,以能自然下滴为度,不可过稀,每天用 3~4 次滴鼻,每次滴入 3~5 滴。

【功用】辛温通窍,芳香化浊。

【加减】若头疼、时流浊涕,不闻香臭者可加苍耳子 15g、僵蚕 10g,与上药共用。

(献方人:张品国)

牙　痛

【主治】各种牙痛。

【方药】生地 15g,丹参 10g,薄荷 10g,细辛 10g,甘草 10g。

【用法】水煎服。

【功用】清热、止痛。

【加减】胃火炽热者加黄连、丹皮各 10g。

(献方人:潘竟有)

鼻　窦　炎

【主治】鼻窦炎头痛。

【方药】细辛 10g,甘草 10g,辛夷 15g。

【用法】水煎服,一日 1 剂。

【加减】血虚者加川芎养血调血。

(献方人:张　鸿)

瓜 州 县

瓜州县人民医院 中医单验方

（赵生亮　王建峰　马尚林搜集整理）

1.斑秃方

【组成】鲜侧柏叶捣泥 30g,当归捣碎 15g,75%酒精 100ml。

【功用】养血生发

【主治】斑秃。

【用法】上药放入酒精中浸泡,7 天后方可使用。用棉球蘸药液少许,涂搽患处。

2.小儿夜啼

【组成】干绿茶一小撮。

【功用】清心安神。

【主治】小儿夜啼。

【用法】放大人口内嚼碎,每晚睡前敷小儿肚脐,用布包好,次日晨揭去,连用 3 天。

3.小儿遗尿

【组成】猪尿泡 1 个,白胡椒 21 粒。

【功用】温阳益肾,缩泉固尿。

【主治】小儿遗尿,阳虚尿频。

【用法】猪尿泡洗净,加白胡椒煮烂分两次吃完, 一日 1 个, 连用 5 个,特效。忌鸭肉、冬瓜、梨。

4.鹅掌风、灰指甲

【组成】 陈醋 500g,去皮大蒜头 50g,香烟丝(10 支)。

【功用】止痒,杀虫。

【主治】鹅掌风、灰指甲。

【用法】蒜头,香烟丝,加入陈醋中浸泡二日后用醋浸手,一次 10 分钟,一日 2 次,浸后可用清水洗净,连用 10 日有特效(此方最好在伏天使用)。

5.有痰咳嗽 （用治急性气管炎、支气管炎、小儿气管炎）

【组成】白萝卜 100g、梨子 100g,花椒 49 粒,冰糖适量。

【功用】宣肺理气,化痰止咳。

【主治】有痰咳嗽,用于治疗急性气管炎、支气管炎、小儿气管炎

【用法】上三味,加一碗水煮熟,放冰糖食用,一日 2 次,连用 3 天止咳化痰,忌吃鱼虾类。

6.男子性欲减退

【组成】羊或猪、牛、公鸡的睾丸,一次 25g。

【功用】填精益肾。

【主治】男子性欲减退,一般男子对性生活无兴趣或性冷淡。

【用法】把睾丸洗净切片,加油盐调料炒吃,一日 1 次,连吃 5 天,补充男子性激素,效果极佳。

7.外阴痒

【组成】连根葱白 50g,花椒 50 粒,百部 30g。

【功用】除湿,止痒。

【主治】男、女外阴痒症(包括男子下身痒)。

【用法】上三味加水 1 升烧开,洗阴部,每天 2 次,共洗 3 天,止痒极效。

8.治鼻流血

【组成】头发烧灰 2g。

【功用】收敛止血。

【主治】鼻出血。

【用法】每次用头发烧灰,白开水适量冲服(并可用少许头发灰吹入鼻孔),一日 2 次,连用 5 天可愈,并不会再发。

9.中耳炎

【组成】鲜韭菜汁 15g,加入明矾 1.5g。

【功用】解毒止痒,祛腐敛湿。

【主治】耳内长期流水、流脓、胀痛。

【用法】明矾加入鲜韭菜汁中,待溶化后滴入耳内,一次 1~2 滴,一日 2 次,连用 5 天。

10.记忆力差

【组成】鸽蛋 1 个(或鹌鹑蛋 5 个),莲子肉 10 粒。

【功用】益肾,健脑,增智。

【主治】记忆力差(包括中、老年人健忘症)。

【用法】把上药砸碎,加水约两汤匙,搅匀蒸熟,早晨空腹食用,一日 1 次,连吃 7 天,对提高智力和增强记忆力有特效,忌酒、皮蛋、蚕豆、海带、辣物。可每年或半年吃一个疗程。

瓜州县仁爱医院中医验方

1.治疗神经性皮炎

【组成】鸡蛋 3 个,陈醋 400 毫升。

【用法】将鸡蛋在陈醋中浸泡 7~10 天,取出后去蛋壳,然后将鸡蛋与醋搅匀,装入有盖容器中,每天用此液涂患

处。

2.治疗小儿腹胀

【方药】淡豆豉 30g，葱根 500g，90%的酒精 5 毫升。

【用法】将淡豆豉研末，将葱根捣碎，两药搅匀后用文火加热，然后把酒精拌在上面用纱布包好后托腹部。

3.治疗小儿消化不良

【方药】枣树皮 30g，甘草 6g。

【用法】将以上两药洗净晒干后碾成粉备用，一岁以内每次服 0.3g，1~3 岁每次服 0.6g。

4.治疗小儿蛔虫病

【方药】南瓜籽 10 粒，红糖少许。

【用法】将南瓜籽去皮将仁捣烂，加红糖服用，一日 3 次，次日即可下虫。

5.治疗气管炎咳嗽

【方药】生梨 1 个，贝母粉 2g，冰糖 5g。

【用法】将梨核�去，把贝母粉和冰糖放入梨内置盛器内加适量水蒸 1 小时，吃梨喝汤，每日早晚服 1 剂，连服 3 日。

6.治疗腮腺炎

【方药】仙人掌不拘量，青黛适量。

【用法】将仙人掌捣成泥状，青黛用凉水调成糊状，将上述两药交替早晚涂患处。

瓜州县三道沟镇中心卫生院中医验方

1.化裁龙胆泻肝汤

【方药】硬柴胡 15g，黄芩 10g，生地 12g，山栀 10g，车前子 10g，泽泻 10g，木通 10g，当归 10g，元参 15g，蝉衣 10g，板蓝根 15g，银花 15g，甘草 6g。

【功能】清肝胆湿热。

【主治】代状疱疹(属中医的缠腰火丹)。

【用法】每日 1 剂，煎三次服，一般 2~4 剂即见效，每次煎 30 分钟。

2.化裁归脾汤

【方药】红人参 15g，炙黄芪 30g，土炒白术 15g，茯苓 12g，炙甘草 6g，圆肉 15g，远志 10g，生枣仁 15g，木香 6g，仙鹤草 15g，益母草 15g。

【功能】盖气固本，养血、活血、止血。

【主治范围】中医称崩漏，西医称功血。

本方对崩漏日久阴道流血不止患者均有较好的效果。

【用法】每日 1 剂，煎三次服，一般 4~6 剂见效。

3.自拟祛风汤

【方药】荆芥 10g，防风 10g，丹参

15g,乌梅 10g,五味子 10g,蝉衣 10g,引用红白糖。

【功能】解表、活血、祛风。

【主治】各种类型风疹块(荨麻疹),对过敏患者疗效更佳。

【用法】每日 1 剂,煎三次服。

4.小儿厌食方

【方药】桂枝、土炒白芍、生姜、大枣、芦根、白头翁、焦山楂、玫瑰花、焦谷芽。

【功能】调生营卫,醒脾开胃。

【主治】厌食挑食,喜凉饮冷,大便干结,形体消瘦,易感冒,多汗好动,脾气古怪,夜眠不安,注意力不集中,学业低下,动作异常等。

【用法】水煎服。

5.化裁麻杏石甘汤

【方药】麻黄、杏仁、生石膏、川贝、天竺黄、葶苈子、全虫(冲)、蝉蜕、冲草尖、桑皮、冰草类角(当地冰草叶尖部一寸处)。

【功能】宣肺清热,解痉平喘。

【主治】小儿咳喘型肺炎及急性气管炎。

【用法】水煎服。

6.温脾化湿方

【方药】米炒当参、土炒白术、茯苓、炒苡米、焙砂仁、生山药、姜活、独活、焦陈皮、车前子(包煎)、伏龙肝。

伏龙肝解:烧柴的灶膛中的黄土,陈久者良。

【功能】温脾化湿。

【主治】寒湿泻(秋季腹泻及非感染性腹泻)。

【用法】水煎服。

瓜州县南岔中心卫生院中医验方

1.治疗三叉神经痛验方

【方药】川芎 70g,全虫 10g,细辛 20g。

共研细末,分 10 份,每份 10g,每日 2 次,服药间隔 6 小时,5 天为 1 疗程,连服 2 个疗程痊愈。

2.绿豆胡麻甘草汤验方

【功能】疏风散热、凉血解毒。

【适应证】各类过敏性皮疹,湿热证,顽固性荨麻疹,不明原因的皮肤瘙痒症。

【方药】绿豆 20g,胡麻 20g,甘草 20g。

【用法】一日 1 剂,水煎代茶饮之。

【禁忌证】①忌食辛辣(辣椒、葱、蒜)。②忌食鱼虾。

3.专治各种带,白带、黄带、青带验方

(1)脾虚肝郁

【主症】一般妇女,在经期前后,阴

道排出少量分泌物,多数妇女是肾气亏损,腰膝酸软,神疲乏力,滑精带下,舌红少苔,脉细无力。

【治法】健脾化湿、利尿止痒。

【代表汤】山药、芡实、白果、黄柏、车前汤:脾虚肝郁湿热下,专治带症是良方。

【药物组成】山药 60g,芡实 60g,白果 20g,黄柏 20g,车前子 20g。

【服法】研细,每天早上空心服 1 次,每次 6g。

4.治雀斑

(1)丹参 30g,鸡血藤 30g,浮萍 30g,红花 10g,川芎 10g,荆芥穗 10g,甘草 10g,生地 20g,连翘 15g。

水煎服,一日 2 次。主治各种类型雀斑。

(2)鲜生姜 50g 加 50% 乙醇 250ml,浸泡 15 天,外搽患处,一般 15 天左右完全消退。

瓜州县锁阳城中心卫生院民间验方

1.人参枸杞酒

【配方】人参 200g、枸杞子 3500g、熟地 1000g、冰糖 4000g,泡白酒适量。

【功效】大补元气,安神固脱,滋肝明目。适用于劳伤虚损、少食倦怠、惊悸健忘、头痛眩晕、阳痿、腰膝酸痛等症。

2.降血脂

【配方】红酒 1000 毫升,洋葱 500g。

【用法】洋葱切片和红酒放入密闭容器中浸泡 10 天后服用,每天睡觉前 50 毫升,一月 1 疗程,有明显降血脂功效。

3.助阳补阳

【配方】红参 20g,鹿茸 6g,白酒 1000g。

【制法】将红参、鹿茸蒸软后,放入白酒中,加盖密封,浸浸泡 15 天即可饮用。

【功效】补气壮阳。适用于老人冬季阳虚,畏寒,肢体不温。

【服法】每日 2 次,每次饮服 10~20 毫升。

【注意】夏日不宜饮用。易上火者慎服或禁服。

4.补气补血

【药方】人参 33g,黄芪 25g,当归身 20g,龙眼肉 60g,川芎 15g,熟地 45g,用 50 度酒浸泡 1 个月。

【功能和用法】适用于气血虚弱、面色苍白无光泽,乏力,或月经稀少色淡,月经来迟等。每次服 10~20ml。不善于饮酒者可将此酒冲入汤水中饮用。

【禁忌】感冒发热、溃疡病、呼吸疾

病及肝病忌服。

瓜州县广至藏族乡卫生院民间单验方

1.皲裂疮

地骨皮 15g,白矾 20g。水煎洗。

2.癫痫

蜈蚣 3 条研末服,每日 2 次,每次 0.5g。

3.高血压

车前子 30g,益母草 20g,决明子 20g。水煎服(茶饮)。

4.癃闭(小便不通)

车前子 50g,通草 15g。研细末,黄酒冲服。

瓜州卫生院民间单方验方整理

1.三根饮

【组成】白茅根 30g、芦根 30g、白刺根 30g。

【用法】煎水当茶饮,凉血止血,清热利尿。治疗鼻衄、血尿,药价廉功效奇。

2.苦豆子(白头蒿子的种子)

研细粉备用,可治疮疖,用时根据疮疖的大小,将苦豆粉调成糊状涂疮面,即可痊愈。

3.大蒜治鼻衄

大蒜捣泥涂脚心涌泉穴 15~20 分钟,即可达到止血效果。

4.氢氰酸中毒(杏仁、桃仁中毒)

鲜杏树皮 100g 水煎当茶饮可解之。

5.过敏性皮炎(荨麻疹)

甘草 30g,胡麻籽 120g。水煎 30 分钟,浸洗疗效显著。

6.皮表溃疡久治不愈

白芨 50g,甘草 10g,白矾 10g。研细粉,撒在溃疡表面,或煎水外洗,可治溃疡久治不愈。

瓜州县七墩回族东乡族卫生院民间验方

1.哮喘(热哮)

地龙 20g、白糖 20g。

每天开水泡服。

2.咳嗽(咳嗽痰多、畏寒怕冷、身体虚弱、冬季发作)

当年小公鸡 1 只(1000g 左右)、生姜(300g)。

鸡屠宰洗净把生姜填入腹中缝合腹部切口,砂锅文火炖 2 小时,待肉烂时,食肉喝汤,一周用完。

3.高血脂、高血压

红酒 1000ml,洋葱 500g。

洋葱切片和红酒放入密闭容器中浸泡一周后服用，每天 50ml，一天 1 次。

4.湿疹

红柳花 200g，花椒 50g。加入水中煎煮 40 分钟后清出药液洗浴患处，每日 1 次。

瓜州县布隆吉卫生院中医简易组方

1.感冒

荆芥 9g，防风 9g，苏叶 6g，白芷 9g，豆豉 9g，葱白 3 段，生姜 3 片。

水煎服，一天 1 剂。对外感风寒感冒效果良好。

2.荨麻疹

当归 10g，川芎 10g，白芍 10g，僵蚕 9g，蝉衣 6g，白蒺藜 9g，蛇床子 9g，甘草 3g。

水煎服，一天 1 剂。

3.慢性胃炎

党参 9g，茯苓 9g，焦白术 9g，炙香附 9g，厚朴 9g，半夏 6g，川楝子 6g，元胡 6g。水煎服。

4.牙痛

补骨脂 6g，熟地 3g。水煎服。

瓜州县河东卫生院中医单验方

1.高血压

【组成】鬼针草（干）30g。

【用法】加水 2 升，水煎代茶饮，一日服完，连服 8~10 日见效，或血压恢复正常，并能长时间保持血压稳定。

【组成一】绿茶、杜仲叶各 6g。

【用法】每天 1 剂，沸水冲泡，焖 5 分钟后饮用。

2.糖尿病

【组成】黑木耳、扁豆各取相等的份数。

【用法】共研成面状，每次服 9g，开水送服。

3.阴道炎

【组成一】鲜芸香草 100g。

【用法】煎汤外洗。适用于外阴瘙痒的患者。

【组成二】古山龙 30~90g，百部 30~60g。

【用法】水煎，坐浴，每日 1 次，适用于滴虫性阴道炎、外阴瘙痒。

4.鼻出血

【组成】头发适量。

【用法】将头发烧成灰吹入鼻孔，每天两次可治愈。

瓜州县梁湖乡卫生院中医验方

1.龙胆泻肝汤

【组成】龙胆草9g,木通6g,茯苓6g,栀子6g,车前子3g,泽泻6g,柴胡9g,甘草6g,生地6g。

【功效】清热、利湿、解毒。

【治疗】带状疱疹有奇效。

2.慢性胃炎方

【组成】枳实3g,白芨3g,砂仁3g。水煎服,2次/日。

【上方配合】维生素B₆ 1片、痢特灵1片,3次/日。

【治疗】慢性胃炎疗效显著。

3.苍耳散

【组成】炒苍耳子10g,细辛4g,薄荷10g,白芷15g,葱白20g。

【用法】上药水煎,用茶水100ml服下。

【功效】辛散通窍。

【治疗】鼻窦不通气、鼻渊头痛。

4.小儿疝气方

【组成】时萝子12g,二丑子7g,升麻20g,炙甘草20g,生姜2片。

【主治】小儿疝气。

【用法】水煎服,2次/日。连服3剂。

瓜州县柳园镇卫生院中医验方

1.沙参麦冬汤加小青龙汤

【组方】炙麻黄10g,沙参20g,麦冬10g,桔梗10g,莱菔子20g,苏子12g,炙桑皮6g,玉竹10g,花粉10g,知母10g,百合10g,五味子10g,甘草6g,丹参6g,当归10g。

【主治】高血压、慢性胃炎。

【用法】水煎服。

2.自拟方

【组方】丹参10g,葛根15g,半夏12g,茯苓15g,全蝎6g,川芎12g,菊花10g,水蛭10g,赤芍10g,天麻12g,生山楂30g,当归10g,制南星10g,石菖蒲10g,竹茹10g。

【主治】颈性眩晕。

【用法】水煎服。

3.解郁通络汤

【组方】柴胡15g,白芍20g,川芎15g,香附10g,蔓荆子15g,白蒺藜15g,玄胡15g,丹参20g,栀子10g,地龙15g,僵蚕10g,川牛膝10g,甘草10g。

【主治】偏头痛。

【用法】水煎服。

瓜州县双塔中心卫生院中医验方

1.风热感冒

金银花 15g,菊花 15g,桑叶 15g,绿茶一撮。泡茶频饮。

2.风寒感冒

葱根少许,生姜 3 片,茶叶一撮。热水泡茶频饮。

3.咳嗽

生梨 1 个,白矾 3g。

用竹签在梨上钻孔,填入粉面的白矾。将梨蒸熟,服用。

4.胃疼

白胡椒 7 粒,冰片 5 分,研末,水冲服。

5.慢性咽炎

木蝴蝶 15g,金银花 15g,桑叶 15g,菊花 15g,茶叶一撮。每日泡茶频饮。

瓜州县西湖中心卫生院中医单验方

1.地骨汤治疗肾虚牙痛

【处方】熟地 30g、骨碎补 30g。

【用法】水煎服,每日 1 剂。

【主治】肾虚牙痛。

2.血栓性外痔验方

【处方】败酱草 20g,生地 10g,生黄芪 40g,白术 20g,陈皮 10g,升麻 10g,柴胡 10g,党参 20g,当归 10g,五味子 20g,玉片 10g,甘草 10g。

【用法】水煎服,每日 1 剂。

【主治】血栓性外痔。

3.散偏汤主治神经性牙痛

【处方】川芎 30g,白芍 15g,白芷 2g,郁李仁 6g,柴胡 3g,香附 9g,甘草 6g。

【用法】水煎服,每日 1 剂。

【主治】头痛、三叉神经痛、神经性牙痛。

4.治遗尿方

【处方】龙骨 50g ,红皮鸡蛋 1 个。

【用法】龙骨煎 30 分钟后,用龙骨汤煮鸡蛋,每日 1 次,睡期吃蛋喝汤。

瓜州县沙河回族乡卫生院民间验方

1.治感冒偏方

【用料】生姜 10g,葱白 15g,白萝卜 150g,红糖 20g。

【制法】水煎服,服后微出汗,既可明显减轻症状。

【功效】解表散寒、温中化痰。主治感冒畏寒、咳嗽痰多。

2.白矾治痰厥和高血压

【方剂】以白矾60 g,米泔水一大煲。

【制用法】煮热至白矾溶化后,乘温浸双足。

【疗效】降压效果奇佳。

3.拌菠菜海蜇解头痛面赤

【方剂】菠菜根100g,海蜇皮50g,香油、盐、味精适量。

【制用法】先将海蜇洗净成丝,再用开水烫过,然后将用开水焯过的菠菜根与海蜇加调料同拌,即可食用。

【功效】平肝,清热,降压。可解除高血压之面赤、头痛。

4.三根汤治糖尿病

"三根"就是苦瓜、南瓜和丝瓜的地下根。每种干根20g,煎汤,不拘时饮用,对糖尿病有良效。经多位老年糖尿病患者服用,证明"三根汤"在保健、预防和治疗糖尿病以及胃炎、高血压等老年多种疾病方面疗效显著。

瓜州县腰站子东乡族卫生院中医适宜技术

1.前列腺增生引起的排尿困难

【易患人群】老年男性。

【临床症状】前列腺增生引起的排尿困难症。前列腺增生诊断标准:50岁以上的老年男性,有排尿踌躇、夜尿增加等现象;直肠指检可摸到两侧叶或中叶有增大,表面光滑,可向直肠内膨出,质地中等,韧度有弹性感,两侧叶之间的中央沟变浅或消失。

【预防】中医适宜技术:特定针法治疗前列腺增生引起的排尿困难症技术。

【中药组方】秩边穴,中极穴。

【治疗】中医适宜技术:患者俯卧,对进行针刺点作局部常规消毒皮肤,取用28号5寸毫针,作60°刺入秩边穴,针尖向内侧会阴部进针,针进深度3~3.5寸,以针感向会阴部生殖器放射为佳,小幅度提插捻转1分钟,留针20分钟,期间每隔4分钟,作小幅度提插捻转1分钟,强度以患者能忍受为宜,起针。然后改为仰卧,常规消毒进针点,取28号2.5寸毫针直刺中极穴,以针感向会阴部放射为佳。取艾条2cm长一个,点燃插入针柄上,灸2壮。

2.颈椎病

【易患人群】老年人。

【治疗】仰卧拔伸手法治疗颈椎病技术。

【中药组方】患者取俯卧位,术者以一指禅推法、滚法和按揉法在颈项、肩及上背部常规操作,10分钟。

患者取仰卧位,术者立其头端,双手重叠自第3、4颈椎下将颈部稍微托起,与水平方向呈 15°~20°角拔伸,着力点位于棘突之间,持续时间不少于 1 分钟,反复 5 遍。以示、中、环三指指腹着力,由下而上沿直线平推,两手协同,交替进行,包括督脉和两侧膀胱经的颈段,每条线各 6 遍,共 12 遍。

以中指指腹着力,以中等强度力量沿项韧带及其两旁自下而上弹拨,两手交替进行,反复 5 遍。

以中等强度力量勾揉风池、风府穴、阿是穴,按揉肩井穴各 2 分钟。

在拔伸状态下左右旋转颈椎至极限位(45°左右),不做扳法,反复 5 遍。

自颈根部将颈椎微微托起,然后边拔伸,两手边向头部滑移至发际,反复 5 遍。

3.高血压

【易患人群】老年人。

【临床症状】头痛、头晕。

【治疗】耳尖放血疗法治疗高血压病技术。

【中药组方】用手指按摩耳郭使其充血,经严格的碘酊和酒精消毒后,左手固定耳郭,右手持一次性采血针对准施术部位迅速刺入 1~2mm,随即出针。轻轻挤压针孔周围的耳郭,使其自然出血,然后用酒精棉球吸取血滴。

4.(疾病名称) 感冒

【易患人群】老年人、妇女、儿童、其他。

【中药组方】太阳、风池、合谷、列缺。

【治疗】针灸、按摩、刮痧。

【毫针刺】太阳、风池、合谷、列缺。

【按摩】太阳、风池及疼痛部位。

【刮痧】前额、太阳穴、背部脊柱两侧,可配刮肘窝、腘窝。

玉 门 市

玉门市中医院组方

一

【季节】四季皆宜。

【易患人群】男女老少皆宜。

【治疗】脾肾阳虚、寒湿积滞、黎明即泻、腰酸肢冷的五更泻。

【组方】五味子 10g,肉蔻(炒)15g,吴茱萸 10g,补骨脂 10g,硫磺 10g,公丁香 10g,鲜生姜适量。

【用法】将前六味药研细分 9 份同鲜生姜捣如泥状、置于脐上,上压补肾膏固定,一日换。

二

【季节】春季。

【疾病名称】流行性腮腺炎。

【易患人群】儿童。

【临床症状】一侧或两侧耳垂下肿大,表面发热,张口或咀嚼时局部疼痛。

【治疗】六神丸捣碎用醋调成糊状外敷。

三

【季节】四季皆宜。

【疾病外称】软组织损伤。

【易患人群】男女老少皆宜。

【临床症状】外伤后软组织青、紫、肿、痛,无骨折及皮肤损害。

【治疗】中华跌打丸用酒调成糊状外敷。

四

【季节】四季皆宜。

【疾病名称】哮喘发作。

【易患人群】老年人。

【临床症状】胸闷气喘,咳嗽痰多。

【治疗】中医适宜技术,选取定喘穴,在哮喘发作时持续点按该穴,手法由轻到重,每 5 分钟操作 1 次。

五

【季节】四季皆宜。

【疾病名称】急性腰扭伤,俗称"岔气"。

【易患人群】中老年人。

【临床症状】患者伤后立即出现腰部疼痛,呈持续性,不能挺直,俯卧扭转感困难,咳嗽、打喷嚏、大小便时可加剧。

【治疗】中医适宜技术,取阿是穴点按,手法由轻到重,一般 10 分钟 1 次,间隔 2 分钟,再操作 1 次。

六

【季节】四季皆宜。

【易患人群】男女老少皆宜。

【主治】黄水疮,清热、利湿、消炎、止痒。

【组方】黄柏 10g,蝉衣 10g,红霉素软膏 10g(支)。

【用法】黄柏、蝉衣各等份炒焦研细,混合外用。

七

【疾病名称】急性乳腺炎。

【易患人群】哺乳期妇女。

【临床症状】双乳发热、胀痛、伴硬结。

【治疗】清热解毒。

【中药组方】

(1)鲜公英 60g。捣烂如泥,热酒伴服,睡醒即愈。

适用于夏末、秋。

(2)莲蓬壳 12g。煅烧存性,加砂糖 6g,调黄酒服。

【季节】一年四季均可,各期均可(乳腺炎各期均可)。

八

【季节】四季皆宜。

【疾病名称】先兆流产。

【易患人群】早孕妇女。

【临床症状】孕早期阴道少量流血伴腹痛。

【治疗】安胎止血。

【中药组方】苎蔴子 50g,艾叶 50g。水煎 500ml,分 2 次热服。

九

【季节】四季皆宜。

【疾病名称】羊水过少。

【易患人群】孕中期妇女。

【临床症状】孕妇胎动时偶感腹痛,B 超示:羊水指数小于 8.0cm 平均小于 3.0cm 者。

【治疗】健脾益气增液。

【中药组方】黄芪 30g,白术 30g,党参 30g,麦冬 30g。

十

【季节】四季皆宜。

【疾病名称】胎位不正。

【易患人群】28~32 周胎位不正者。

【临床症状】B 超示:臀位或横位。

【治疗】纠正胎位。

【中药组方】桑寄生 20g,菟丝子 20g,杜仲 20g。煎汤 30ml,分 2 次热服,每次服药后半小时,用艾条点燃对准双侧至阴穴距离 0.4~0.6 寸远,以温热感为度灸 30 分钟,每天 2 次,7 天为 1 疗程,到胎位转正即可停止(备注:放松腰带,仰卧屈膝位)。

小金湾卫生院防治常见病、多发病中医适宜技术和组方

【季节】春季。

【疾病名称】胆囊炎。

【易患人群】老年人。

【临床症状】右上腹疼痛、恶心、呕吐。

【治疗】中医适宜技术:针灸。

【中药组方】金钱草 20g,柴胡 10g,香附 10g,炒枳壳 10g,厚朴 10g,当归 10g,公英 10g,炒扁豆 10g,桔梗 10g,甘草 6g,栀子 10g。

民间实用食补药方

(玉门市新市区社区卫生服务中心
谢志刚)

1.免疫力低下、畏寒怕冷

【季节】冬季。

【疾病名称】免疫力低下、畏寒怕冷。

【易患人群】老年人。

【临床症状】老年人冬天体温偏低,热量不足,畏寒怕冷,夜尿多,易感冒,咳嗽的人。

【中药组方】制附子 60g,羊肉 1000g,加生姜、花椒、八角、桂等。

【功能】温补脾胃,补肾培元,滋阴养阳。

【主治】老年人冬天体温偏低,热量不足,畏寒怕冷,夜尿多,易感冒,咳嗽的人群。

【用法】加水炖,食肉饮汤,早晚适量食用。

2.肾虚阳痿,遗精,性机能减退

【季节】四季。

【疾病名称】肾虚阳痿,遗精,性机能减退。

【易患人群】老年人。

【临床症状】肾虚阳痿,遗精,性机

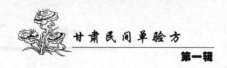

能减退,畏寒等。

【中药组方】 制附子 60g,狗肉 1000g。

【功能】补肾培元,滋阴养阳,回阳救逆。

【主治】肾虚阳痿,遗精,性机能减退,畏寒等。

【用法】加佐料,炖后食肉饮汤,早晚适量食用。

3.男子阳痿,女子宫寒不孕,小腹冷痛,神疲怕冷等

【季节】四季。

【疾病名称】阳痿,宫寒不孕,性机能减退。

【易患人群】中老年人。

【临床症状】男子阳痿,女子宫寒不孕,小腹冷痛,神疲怕冷。

【中药组方】 制附子 30g,母鸡 1 只。

【功能】培补元阳,温经理气。

【主治】男子阳痿,女子宫寒不孕,小腹冷痛,神疲怕冷。

【用法】加佐料,炖后食肉饮汤,早晚适量食用。

4.老年人身体虚寒引起的慢性哮喘

【季节】四季。

【疾病名称】老年人身体虚寒引起的慢性哮喘。

【易患人群】中老年人。

【临床症状】老年人身体虚寒引起的慢性哮喘,夜多小便,四肢冰冷等。

【中药组方】狗肉 1000g 切块,制附子 30g、生姜 150g 煨熟。

【功能】培补元阳,温经理气。

【主治】老年人身体虚寒引起的慢性哮喘,夜多小便,四肢冰冷等。

【用法】先放油,待沸,入大蒜适量,加水放入狗肉,待沸时,入熟附片,煨姜即姜片,文火煮 2 小时,食肉饮汤,分 3 日 9 次服完。

5.结肠炎 (中医称五更泻)

【季节】四季。

【疾病名称】慢性结肠炎。

【易患人群】成年人。

【临床症状】腹痛、腹泻,症见大便不成形,黎明时泄泻,面黄体瘦,不思饮食,脉沉细,舌苔薄白。

【中药组方】 补骨脂 12g,吴茱萸 9g,五味子 9g,肉豆蔻 6g,淮山药 15g。

【功能】益肾固精,温补脾胃。

【主治】肠胃虚寒引起的腹痛腹泻症见大便失调黎明泄泻,面黄体瘦,慢性结肠炎。

【用法】水煎 2 次,每日 2 次温服。

胆囊炎针灸疗法

（玉门市新市区社区卫生服务中心
谢志刚）

【季节】四季。

【疾病名称】胆囊炎。

【易患人群】青壮年。

【临床症状】右上腹阵发性绞痛,伴有恶心呕吐;腹胀烦躁,发热,大便秘结;小便赤短,右上腹胆囊区有明显触痛及腹肌强直,有时可摸及肿大的胆囊,肝区有叩痛,右侧背部及肩胛下 9~11 肋骨区及肤感觉过敏,脉弦,苔白。

【针灸组方】针期门、日月、阳陵泉,用泻法,留针 30~40 分钟,以清利肝胆。恶心呕吐:配内关用泻法,以降逆止呕。发热配曲池、丘墟,用泻法,以清热利胆。疼痛连及背部,配膈俞、肝俞、胆俞以疏肝理气。腹痛便秘;配天枢、中脘、足三里用泻法,以通调胃肠。

【功能】清利肝胆．疏肝理气．通调胃肠。

【主治】胆道蛔虫以及细菌感染引起的胆囊炎。

【用法】每日 1 次,留针 30~40 分钟。

【注意事项】过饱过饥莫刺,施针时应在饭后 30~40 分钟后实施。

六墩乡卫生院中医适宜技术组方

【季节】春季。

【疾病名称】风热头痛。

【易患人群】中老年人、妇女。

【临床症状】发热,微恶风,口干微渴,或有汗出,头痛且胀,咽喉嫩红,作痛,舌苔薄白微黄,脉浮数。

【预防】颈 1~5 夹脊穴,大椎,曲池。

【中药组方】白菊花泡茶饮。

【治疗】清热生津。

【中药组方】元参 50g。

【用法】煎浓汁 500ml 温饮,一次内服。

注解:元参性寒,入心、胃、肺、肾经,即可祛外感风寒,可取内脏之热,寒而能补。

柳河卫生院中医适宜技术及组方

【季节】春季。

【疾病名称】咽喉炎。

【易患人群】老年人、儿童、教师、缺乏锻炼者。

【临床症状】咽部不适、异物感、咽痒、咳嗽、灼痛感等。

预防:合谷穴、三间穴、曲池穴、外关穴、扶突穴按摩,早晚各 1 次,每次 1~3 分钟。

【中药组方】乌梅 3g,陈皮 8g,甘草 5g(说话无声,无力加党参 9g、北芪 6g)。

【治疗】风池、天突、扶突、大椎等穴位电疗,每日 1 次,每次 10~20 分钟。外敷中药(山豆根、威灵仙各 10g,共为粗粉,以温盐水湿润纱布包裹),10 次为 1 疗程。

【中药组方】板蓝根 15g、鱼腥草 15g、牛蒡子 10g、桑叶 10g、杏仁 10g、前胡 10g、白前 10g、枳壳 10g、陈皮 9g、桔梗 6g、炙麻黄 6g、甘草 6g。

黄闸湾卫生院常见病、多发病中医组方

1.五根汤

【组成】芦根 25g,白刺根 25g,马连根 18g,葱根 18g,甘草 6g。水煎服。

【主治及适应症】风寒感冒。

【禁忌症】风热感冒忌服。

【歌诀】芦根刺根马连根,再加甘草葱须根,风寒感冒功效好,流感预防也很好。

2.降压方

【组成】山罗布麻花 30g,钩藤 18g,生山楂 30g。水煎服。

【功效】平肝潜阳。

【主治及适应证】肝阳头疼。

【禁忌证】气血两虚证。

【歌诀】罗麻钩藤生山楂,改善脑血降脂压。

3.跌打损伤散

【组成】桃仁 12g,红花 12g,白酒 50ml。以酒调敷于患处。

【功效】活血化瘀,消肿止痛。

【主治及适应证】跌打损伤。

【禁忌证】妊娠。

【歌诀】桃仁红花相为末,与酒调和外伤敷,活血止痛散肿良,跌打损伤用此方。

4.灶心土汤

【组成】伏龙肝 50g,生姜 15g,红糖 15g。水煎服。

【功效】和胃止呕。

【主治及适应证】暑湿感冒。

【禁忌证】无。

【歌诀】灶心红糖生姜汤,感冒恶心服之康。

5.止痢方

【组成】马刺见 50g,败酱草 50g。水煎服。

【功效】清热导滞,调气性血。

【主治及适应证】湿热痢。

【禁忌证】消化不良之腹泻。

【歌诀】马刺败酱治热痢,里急后重脓血消。

6.糖尿病方

【组成】黄连 6g,玉米须 100g。泡水服。

【功效】生津止渴。

【主治及适应证】消渴(中消)。

【禁忌证】无。

【歌诀】黄连清热治中焦,玉米用须易生津,二药兼用治中消,清热生津消口渴。

7.消导方

【组成】莱菔子 20g,鸡内金 30g,羊肚渣 30g。水煎服。

【功效】行气消积。

【主治及适应证】消化不良。

【禁忌证】无。

【歌诀】莱菔内金羊肚渣,消化理气服之佳。

8.消肿方

【组成】猪苓 30g,车前子 30g,小茴香 50g。水煎服。

【功效】利水消肿。

【主治及适应证】肾性水肿。

【禁忌证】无。

【歌诀】猪苓车前小茴香,利尿消肿也很强。

9.止咳散

【组成】麻黄 10g,杏仁 12g,蜂蜜 30g。水煎服。

【功效】宣肺平喘。

【主治及适应证】喘证。

【禁忌证】风热咳喘禁服。

【歌诀】麻黄杏仁蜂蜜调,咳嗽气喘功效卓。

10.单方

【组成】鲜骆驼刺 100g,水煎服。

【功效】止泻,止痛。

【主治及适应证】腹泻,牙痛。

【禁忌证】无。

【歌诀】骆驼刺用全草,能治腹泻与牙痛,捣烂敷于牙痛处,泄泻腹痛水煎服。

花海卫生院中医适宜技术及组方

【季节】春季。

【疾病名称】类风湿性关节炎。

【易患人群】老年人。

【临床症状】类风湿性关节炎通常呈隐匿发病,进行性关节受累,但也可急性发病,同时累及多个关节。炎症关节最敏感的体征是压痛。多数活动性发炎关节最终要出现 滑膜增厚,这是最具特异性的体征。典型病例其手部小关节(特别是近端指间关节和掌指关节)、足、腕、肘及踝关节呈对称性受累,但最

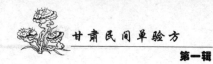

初表现可发生在任何关节。

【预防】针灸。

【中药组方】白花蛇 1 条(研冲)、灵仙 24g、儿茶 12g、防风 15g、白芷 15g、羌活 15g、独活 15g、细辛 12g、透骨草 24g、当归 12g、土鳖虫 12g、天麻 12g(另包研冲)、血蝎 12g(另包研冲)。

水煎服,每日 1 剂。

赤金卫生院中医适宜技术及组方

【季节】四时季节。

【疾病名称】瘿病。

【易患人群】老年人、妇女、儿童、其他。

【临床症状】颈前喉结两旁结块肿大,按之有结节,胸闷、舌质暗、苔薄白,脉弦。

【预防】针刺合谷、三阴交、内关调畅气机。

【中药组方】海带汤主之(海带汤服或海带丝口服)。

【治疗】贴敷:雄黄 6g,轻粉 6g,冰片 3g。蛋清调匀外敷,软坚散结。

【中药组方】海藻玉壶汤合柴胡疏肝散化裁。昆布 12g,海藻 12g,柴胡 15g,白芍 12g,香附 12g,枳壳 18g,川芎 12g,青皮 12g,黄药子 10g,红藤 12g,贝母 12g,海蛤壳 20g,白花蛇舌草 20g,生牡蛎 20g,夏枯草 12g。理气化痰,消遣。

昌马卫生院中医适宜技术及组方

一

【季节】春季。

【疾病名称】小儿遗尿。

【易患人群】儿童。

【临床症状】尿失禁、遗尿。

【中药组方】龙骨 10g,乌药 10g,山药 6g,枸杞 6g,桑螵蛸 6g,远志 6g,金樱子 6g,益智仁 10g,补骨脂 6g,山萸肉 6g。

【功效】温肾祛寒缩尿止遗。

【主治】小儿肾阳不足,肾关不固而致的遗尿、尿频等。

【汤头歌诀】小儿遗尿皆肾虚,温补肾阳龙骨脂。乌药山药枸杞芋,桑蛸远志金樱子。若用益智来辅助,尿遗频白可治愈。

二

【季节】夏季。

【疾病名称】溃疡性结肠炎。

【易患人群】青壮年。

【临床症状】腹痛腹泻症见大便失调黎明泄泻,面黄体瘦,不思饮食,脉沉细,舌苔薄白。

【中药组方】党参 15g,白术 15g,茯苓 15g,陈皮 12g,山药 12g,芡实 15g,诃子 15g,肉蔻 12g,砂仁 10g,锁阳 15g,白豆蔻 10g,干姜 8g,肉桂 10g,吴萸 8g,鸡内金 10g,甘草 10g 。

【功能】温补脾胃,涩肠止泻。

【主治】肠胃虚寒引起的腹痛腹泻症见大便失调黎明泄泻,面黄体瘦,不思饮食,脉沉细,舌苔薄白,如:溃疡性结肠炎。

【用法】水煎 2 次,每日 2 次温服。

注意事项:高血压及心肺功能不全者慎用。

【歌诀】温脾止泻参术药,芡实柯肉白砂锁,干桂陈皮吴鸡草,脾虚泄泻疗效好。